U0198546

面部填充术：
如何塑造完美的轮廓
Injectable Fillers: Facial Shaping and Contouring

（第2版）

（美）德里克·H.琼斯（Derek H. Jones），MD

Medical Director
Skin Care and Laser Physicians of Beverly Hills
Los Angeles, CA
USA

（加拿大）阿瑟·斯威夫特（Arthur Swift），MD

Plastic Surgeon
The Westmount Institute of Plastic Surgery
Montreal, QC
Canada

主　审　栾　琪

主　译　加晓东　柳　军

副主译　李建钢　方　维　何梦媛

北方联合出版传媒（集团）股份有限公司
辽宁科学技术出版社
沈　阳

图书在版编目（CIP）数据

面部填充术：如何塑造完美的轮廓：第2版 /（美）德里克·H.琼斯（Derek H. Jones），（加拿大）阿瑟·斯威夫特（Arthur Swift）主编；加晓东，柳军主译. —沈阳：辽宁科学技术出版社，2023.10

ISBN 978-7-5591-3084-6

Ⅰ.①面⋯ Ⅱ.①德⋯②阿⋯③加⋯④柳⋯ Ⅲ.①面—整形外科手术 Ⅳ.①R622

中国国家版本馆CIP数据核字（2023）第115832号

出版发行：辽宁科学技术出版社
　　　　　（地址：沈阳市和平区十一纬路25号　邮编：110003）
印 刷 者：辽宁新华印务有限公司
经 销 者：各地新华书店
幅面尺寸：210mm×285mm
印　　张：14.5
插　　页：4
字　　数：400千字
出版时间：2023年10月第1版
印刷时间：2023年10月第1次印刷
责任编辑：凌　敏
封面设计：袁　舒
版式设计：袁　舒
责任校对：黄跃成

书　　号：ISBN 978-7-5591-3084-6
定　　价：268.00元

投稿热线：024-23284363
邮购热线：024-23284502
E-mail:lingmin19@163.com
http://www.lnkj.com.cn

编者名单

Frederick C. Beddingfield III, MD, PhD
Sienna Biopharmaceuticals, Westlake Village, CA, USA

Katie Beleznay, MD, FRCPC, FAAD
Carruthers & Humphrey Cosmetic Dermatology and University of British Columbia, Vancouver, British Columbia, Canada

Jeanette M. Black, MD
Skin Care and Laser Physicians of Beverly Hills, Los Angeles, CA, USA

Sebastian Cotofana, MD
Skin Care and Laser Physicians of Beverly Hills, Los Angeles, CA, USA
and
Department of Medical Education, Albany Medical College, Albany, NY, USA

Claudio DeLorenzi, MD
The DeLorenzi Clinic, Kitchener, Ontario, Canada

Shannon Humphrey, MD, FRCPC, FAAD
Carruthers & Humphrey Cosmetic Dermatology and University of British Columbia, Vancouver, British Columbia, Canada

Derek H. Jones, MD
Skin Care and Laser Physicians of Beverly Hills, Los Angeles, CA, USA

Krishnan M. Kapoor, MD
Fortis Hospital, Mohali, Punjab, India
and
Anticlock Clinic, Chandigarh, India

B. Kent Remington, MD
Remington Laser Dermatology Centre, Calgary, Canada

Paul F. Lizzul, MD, PhD, MPH, MBA
Sienna Biopharmaceuticals, Westlake Village, CA, USA

Ardalan Minokadeh, MD, PhD
Skin Care and Laser Physicians of Beverly Hills, Los Angeles, CA, USA

Amir Moradi, MD
Moradi M.D., Vista, CA, USA

Tatjana Pavicic, MD
Private Practice for Dermatology and Aesthetics, Munich, Germany

Herve Raspaldo, MD
Private Practice Facial Surgeon, Geneva, Switzerland

Arthur Swift, MD
The Westmount Institute of Plastic Surgery, Montreal, QC, Canada

Jeff Watson, MD
Moradi M.D., Vista, CA, USA

Woffles T.L. Wu, MBBS, FRCS(Edin), FAMS (Plastic Surg)
Woffles Wu Aesthetic Surgery and Laser Centre, Singapore

审译者名单

主　审

栾　琪　西北大学附属医院皮肤科主任/西安栾术医疗美容医院院长

主　译

加晓东　宁夏西京妇产整形美容医院院长/兰州唯星颜整形美容医院院长

柳　军　西安国际医学中心整形医院美容外科主任

副主译

李建钢　四川大学华西第二医院川南妇女儿童医院美容外科主任

方　维　杭州萧山青琴怡美医疗美容门诊部院长

何梦媛　西安科妍俪医疗美容门诊部院长

译　者

陈　珠　浙江省杭州芒塔医疗美容医院

刘　昇　广州医科大学附属第二医院

张儒庆　山东济南宜美医疗美容医院

周华丽　杭州卓俪荟医疗美容诊所

徐亚楠　延安市人民医院

黄　巍　南京柔光医疗美容门诊部

赵　亮　苏州美贝尔美容医院

白　雪　内蒙古医科大学附属中医院

主审简介

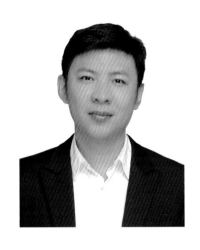

栾　琪

西北大学附属医院副主任医师，皮肤科主任，硕士研究生导师。西安栾术医疗美容医院院长。

2002—2008年，硕士、博士毕业于空军军医大学西京医院，2013—2014年，作为访问学者在澳大利亚纽卡斯尔大学留学，主要研究成果发表于 *AUTOPHAGY*（第一作者，2015，IF：11.753）、*JOURNAL OF INVESTIGIVE DERMATOLOGY*（通讯作者，2016，IF：7.612）、*CELLULAR SIGNALLING*（共同第一，2014，IF：4.315）和 *CANCER LETTERS*（第一作者，2011，IF：5.621）等期刊。近5年，共发表SCI论文20篇，累计影响因子69.94，累计被引用112次，受邀参加国际会议演讲3次。此外，还发表中文论文39篇，其中第一作者13篇，以负责人身份获得国家自然科学基金项目2项、cda基金项目1项、先后参与澳大利亚NHMRC科研基金项目2项、国家"重大新药创制"科技重大专项项目1项、军队医疗成果一等奖（2008年）、陕西省教学成果特等奖（2012年），获得发明专利2项、实用新型专利4项，参编（译）专著7部，现任中国医师协会皮肤科医师分会委员、中国整形美容协会激光医学分会常委兼秘书、中华医学会医学美学与美容学会激光美容学组常委、陕西省激光医学会委员、*CANCER LETTERS*杂志审稿人、《中华皮肤科杂志》审稿人。

学术任职：

中国医师协会皮肤科医师分会激光亚专业委员会委员

中国抗衰老促进会中胚层治疗学组组长

中华医学会医学美容分会激光美容学组委员

中国整形美容协会激光美容分会常委兼秘书

中国非公立医疗机构协会皮肤年轻化分会副主任委员

中国整形美容协会微针专委会副主任委员

陕西省医学会3D医学分会副主任委员

陕西省医学会激光医学分会委员

美容主诊医师教材之《皮肤美容学》编委兼秘书

强脉冲光临床应用指南专家组成员

黄褐斑治疗共识和指南专家组成员

擅长项目：

祛斑、年轻化、微整形、中胚层治疗。

主译简介

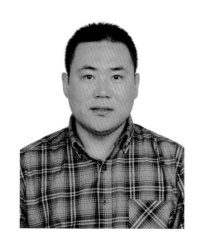

加晓东

宁夏西京妇产整形美容医院院长

兰州唯星颜整形美容医院院长

芳华整形美容门诊部院长

WRG祛斑抗衰联盟创始成员

亚洲医学美容协会激光分会委员

亚洲医学美容协会注射分会委员

中国非公立医疗机构协会皮肤激光美容专业委员会委员

中国非公立医疗机构协会皮肤注射美容专业委员会委员

中国中西医结合学会医学美容专业委员会青年委员

中国中西医结合学会医学美容西北专家委员会副秘书长

西北医学美容联盟发起人

从事皮肤美容临床工作20年有余，多次在全国学术会议上发言，参编（译）《激光美容与皮肤年轻化抗衰老方案》《身体塑形的手术和非手术方法》《微整形注射并发症》《微整形注射指导手册：肉毒素与填充剂的注射》《PRF在美容再生医学中的应用》《眼周整形修复及手术操作》《精雕吸脂技巧与移植填充术》《埋线提升与抗衰老操作手册》等10余部专著。

擅长项目：激光美容、注射微整形美容、面部线雕复位、光纤溶脂塑形、童颜针、PRP、自体脂肪抗衰等。提倡采用多种技术联合进行美容及抗衰老。

技术交流微信：jiaxd19781207

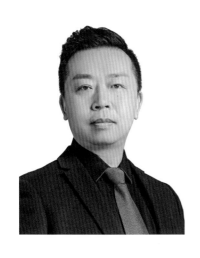

柳　军

西安国际医学中心医院整形医院美容外科主任

整形外科主治医师

美容外科主诊医师

华熙生物特约专家

中国整形美容协会会员

"中华整形大典"医学编委

中国医师协会美容与整形医师分会会员

中国整形美容协会医美线技术分会理事

中国整形美容协会医美线技术科普专家委员会委员

中国中西医结合学会医学美容专业委员会线雕美容分会委员

中国整形美容协会微创与皮肤整形美容分会微针委员会委员

乔雅登、保妥适、乐提葆、衡力、伊妍仕、濡白天使、海魅、ART FILLMED，艾莉薇、瑞蓝、伊婉、莫娜丽莎、嗨体等注射认证医师

爱美客"妙手大师"培训导师

艾尔建美学特邀讲师

莫娜丽莎美学特邀导师

意大利悦升线SUTRON终身名誉医师

意大利悦升线SUTRON指定操作医师

意大利悦升线SUTRON"匠心悦动"医技大赛银奖

美国快翎线QUILL授权认证医生

《肉毒毒素注射美容理论与实践手册》副主译

毕业于西安交通大学临床医学专业，从事临床疾病诊疗及医疗美容治疗19年，曾在北部战区总医院进修，数次参加国家级微整形技术交流会议，多次参加全国级医疗美容学术大会并在大会上发言，专注研究注射除皱抗衰塑形、线雕轮廓精塑与提升。以娴熟的整形技艺、精细的操作手法，赢得业界广泛认可，深受爱美人士推崇。

擅长项目：面部精细抗衰管理，线技术轮廓提升美塑，肉毒毒素、玻尿酸等微整注射，乔雅登MD Codes情绪美学注射手法，LG D5钻石注射技术，艾莉薇CCTV艺术精雕。

技术交流微信：liujun7887

副主译简介

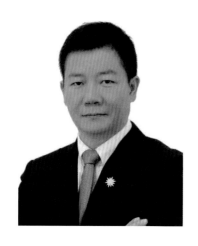

李建钢

整形外科副主任医师

美容外科主诊医师

中华医学会医学美学与美容学会专科会员

中华医师协会医学美容专家库成员

中国整形外科微创与面部年轻化专业委员会委员

曾担任新疆华美整形医院微创中心主任、大连瑞丽整形美容医院院长、成都瑞美瑞亚整形美容医院技术院长

现任四川大学华西第二医院川南妇女儿童医院美容外科主任

擅长项目：微创注射、埋线技术提升、脂肪移植、五官精细化手术、丰胸、体形雕塑、私密整形。

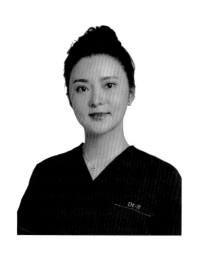

方　维

杭州萧山青琴怡美医疗美容门诊部院长

整形外科主治医师

美容外科主诊医师

中国整形美容协会会员

"中华整形大典"医学编委

中国整形美容协会医美与艺术分会线雕美容艺术专业委员会第一届常务委员

中国职业安全健康协会医美与整形安全专业委员会委员

中国中西医结合学会医学美容专业委员会线雕美容分会委员

乔雅登、艾维岚、保妥适、艾莉薇、瑞蓝、伊婉、少女针等注射认证医师

专注研究注射抗衰，擅长轮廓塑形，提倡"小剂量，大变化"

技艺娴熟，手法精湛，深受求美者的认可。

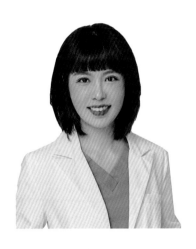

何梦媛

整形外科主治医师

美容外科主诊医师

中华医学会医疗美容协会理事

中国整形美容协会会员

中国眼整形新锐代表

韩国Yonsei University交流生

韩国半岛眼部整形外科医院进修生

西安科妍俪医疗美容门诊部院长

科妍俪轻龄眼袋创始人

乔雅登、保妥适、艾维岚、濡白天使等指定注射医师

美国强生鱼骨线、爱美客紧恋线指定操作医师

外科学硕士研究生，从业10余年，在皮肤管理、注射微整形、面部年轻化、私密抗衰等领域有丰富的临床经验。提出的"高阶美商设计"理念，获得业界广泛认可。

擅长项目：面部年轻态管理、线技术提升紧致、五官精细化手术、私密整形。

前言

我们很荣幸为《面部填充术：如何塑造完美的轮廓（第2版）》一书作序，本书由我们尊敬的同事琼斯和斯威夫特博士主持编撰。如果说这本书是及时的参考书，那就低估了其内容的重要性。过去的10年加深了我们对解剖学和面部衰老的影响的理解，例如，我们知道软组织的萎缩松弛与骨质吸收重塑相互影响，导致饱满度下降和组织垮塌，从而使容貌产生显著的衰老变化，我们认识到这些变化是错综复杂且互相关联的。反过来，这些理论知识指导临床技术和产品使用，促使我们产生最佳结果——从线条和堆叠的二维填充到整体设计理念，全面增容从恢复随着时间的推移而失去的基础结构和支撑开始。如果不从整体来考虑，就可能孤立地对待一个领域，形成"一叶障目，不见泰山"的设计理念。我们已经成为欣赏和创造面部和谐对称的艺术家。

在这么短的时间里取得了这么多理论联系实际的进步，紧跟时代的步伐，这些成果用于进一步指导临床很重要。《面部填充术：如何塑造完美的轮廓（第2版）》整合了来自全球各地的技艺熟练的临床医师的最新的文献报道和最先进的注射实践。本书作者都是美容皮肤科和整形外科领域公认的专家。

琼斯博士是微创面部美学领域的引领者。主编出版多部图书，硕果累累。他通晓关于注射填充物的一切，并作为技术骨干参与研发了一些当今领先的面部再生产品。斯威夫特博士是一位杰出的整形外科医生，在对面部和身体塑形方面有30多年的经验。他对推动医学美学进步的贡献得到行业同仁的认可，并因其在教学和临床实践方面的创新而得到认可。

作为《面部填充术：如何塑造完美的轮廓（第2版）》的主编，琼斯和斯威夫特为忙碌的美容医师"创造"了这样一本不可或缺的工具书，他们希望相关医者通过本书的学习，理论联系实践，更好地为求美者服务，更完美地修饰和创作艺术、美丽的面孔（faces）。

Jean Carruthers

Alastair Carruthers

2018年于温哥华

本书的配套网址

本书附加内容在下述配套网页上（由英文版出版社提供）

www.wiley.com/go/jones/injectable_fillers

网页内容：
· 视频

扫描二维码访问网页，密码为"前言"末段中最后一个单词。

目录

第1章

注射解剖学：避免灾难性并发症

Arthur Swift[1], Claudio DeLorenzi[2], Krishnan M. Kapoor[3,4]

1 The Westmount Institute of Plastic Surgery, Montreal, QC, Canada
2 The DeLorenzi Clinic, Kitchener, Ontario, Canada
3 Fortis Hospital, Mohali, Punjab, India
4 Anticlock Clinic, Chandigarh, India

20多年来，整形医师使用肉毒毒素和软组织填充剂进行美容整形治疗，这是非手术微整形美容的常用手段。随着注射美容的成熟应用，医疗美容行业发生了巨大的变化，求美者的选择不再局限于由精通面部解剖学和人体美学的整形外科大咖们所做的手术整形，非手术美容已逐渐占据半壁江山。从最初的真皮内注射，改善面部皱纹，现已扩展到面部填充和改善轮廓。随着行业的繁荣，大量新从业者涌入，有些医生不熟悉相关的重要解剖结构，将大分子的填充物注射到高危的治疗层次和部位，不可避免地出现了灾难性栓塞并发症。

一直以来，软组织填充术都有可能导致一些并发症。回顾注射发展历程，在注射美容探索阶段，使用石蜡、凡士林和其他多种材料，都出现过相似的血管损伤性并发症，以及组织排异和免疫介导的持续性严重不良反应[1]。自体脂肪被认为是软组织填充的经典材料。数十年来，自体脂肪填充术导致的血管栓塞并发症（包括失明、脑血管意外和组织坏死等）已经见于许多部位的术后报道[2]。一些填充剂中含

Injectable Fillers: Facial Shaping and Contouring, Second Edition.
Edited by Derek H. Jones and Arthur Swift.
© 2019 John Wiley & Sons Ltd. Published 2019 by John Wiley & Sons Ltd.
Companion website: www.wiley.com/go/jones/injectable_fillers

有的成分溶解性低，也可能会造成血管内壁（尤其是动脉内壁）严重的炎症反应。随着注射填充的大量应用，由于填充剂误注入血管腔内或者动脉内壁炎症组织脱落，从而发生血管栓塞，导致出现大量的严重并发症案例。因此，从历史回顾角度看，现在使用的填充剂如同以往的填充材料一样，乱象丛生。目前比较得到认可的软组织填充剂是透明质酸衍生物类，效果理想且副反应少，很少有炎症反应的报道[3]。

从事注射美容的医师们应认真学习面部解剖知识及其与注射治疗的关系，尽量避免出现严重的不良反应。个人的面部解剖结构都存在差异，适合所有人的完美注射方案是不存在的。解剖学教材往往只是描述了面部各部位的血管分布、分型和变异情况（各自占的比例）[4]。因此，医师们还应掌握避免血管性损害的注射技术（表1.1）。

表1.1　预防栓塞的注射技术

1. 掌握面部注射解剖结构知识，尽量避开危险区域和层次
2. 在高危区域，常规回抽[5]。虽然有一定的假阴性率，并不能保证绝对安全，但作者仍建议使用，尤其是在高风险区域
3. 以最小压力缓慢注射[6]（绝对有用）。急于完成注射治疗，往往会导致并发症
4. 随着填充物的推注，轻轻移动针尖[7]。虽然理论上这将限制可能的栓塞材料的数量，但这是有争议的，因为尖端可能会移入或移出血管
5. 0.1～0.2mL产品的增量注射[8]。过量注射可导致严重的不良反应
6. 尽量使用小号注射器精准注射[9]。随着时间的推移，产品填充量是导致栓塞事件的一个重要因素
7. 尽量使用小针头，减慢注射速度[10]。这是有争议的，因为越细小的针越有条件进入直径较小的血管，而直径较粗的大针头可以避免小血管内注射栓塞的发生风险
8. 尽量使用钝针[11]，精细操作，禁忌暴力。栓塞仍然可能发生，并且已有报道
9. 在产品中添加少量血管收缩剂或作为准备步骤对血管有一定的收缩作用，而不会使皮肤产生持久的缺血或变白现象[12]
10. 求美者选择（如求美者既往手术后有瘢痕，预示着血管事件的发生风险增加）
11. 注射时应始终观察注射区域变化和皮肤反应，而不是手上的注射器，就像驾驶员应观察道路而不是方向盘一样。驾驶员有后视镜，他们可以朝后视镜扫视，以防止发生事故。注射操作时全面观察也是一样的道理
12. 尽管市面上有含利多卡因的填充物[13]，但求美者在注射时仍会出现疼痛。（注意：并非所有情况下都注意到这一点）
13. 注意需要紧急救护的症状和体征延迟（数小时后）出现的可能性[14]

原则上，目前考虑治疗的所有面部区域可以分为高风险区域和低风险区域，但正如我们将看到的，没有"零风险"区域。这是一个重要的细节，厂商推广时往往会掩饰这一点，因为他们热衷于宣传填充材料的安全性和有效性。随着从业者的使用数量增加，已经确定了并发症的某些趋势。一个重要的问题是，许多新医生不了解面部血管解剖方面的知识，更糟糕的是，他们完全不熟悉以前关于使用填充物引起严重并发症的报道。一项新技术蓬勃发展，其看似容易实施，但医生如果对严重并发症后果缺乏了解，也会导致许多不良事件。即使由最有经验的注射者操作，也可能发生严重的不良事件。如果这些事件得到及时正确诊断和适当的处置，结果可能还好；但如果不是，也可能会导致出现严重毁容或致残结果。本章的目的是让注射者熟悉面部的"注射解剖结构"，以便提高医生的正确评估预期治疗的风险水平。

1.1 注射解剖定义

已发表的文献描述了许多不同类别的人体解剖学（如外科解剖学、放射解剖学等），其中大多数与所使用的器械以及随后的治疗有关。

关于注射解剖学，之前没有描述过，其主要是使用注射器和针，而不是手术刀。针在皮肤下的位置（推注的点）至关重要。皮下注射涉及遇到重要结构，因此注射解剖学知识与注射深度有关，与针尖的层次位置有关。

注射解剖学属于局部解剖学的研究范畴，其与目标组织的体表标志和潜在深度的重要结构相关。关于重要结构，尽管二维存在无数的血管结构，但血管通过面部特定地理区域组织的深度（三维）相对一致。了解针尖的深度位置，应该将治疗引导至特定面部区域的"更安全"的低风险区域。临床医生在治疗时描绘这些面部解剖区域，仅限于视觉和可触摸的形态评估。为此，必须识别5个骨性标志和3个软组织标志，根据深度将面部划分为特定的治疗区域（图1.1）。

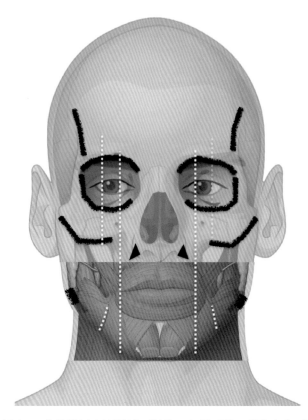

图1.1 定义注射区的8个标志。5个骨性标志为颞嵴、眶缘、上颌下缘、梨状窝和下颌角，3个软组织标志为内侧虹膜、外侧虹膜和咬肌前边界

1.2 血管栓塞的发病机制

填充物被注射进动脉或静脉血管内，可导致血管栓塞形成，进而发生局部组织缺血坏死。当四肢受创后，局部被压迫可能引起筋膜间室综合征；而面部的组织特点有所不同，还要考虑填充容量和广泛分布的血管分支等因素。

一般情况下，动脉血由主干向分支流动，静脉血则从较小的分支流回较大的主干。将硬化剂注射进入静脉后，流经的血管越来越粗大，到达右心时硬化剂会被血液混合、迅速稀释，因此静脉中的各种异物都会在肺循环系统中被过滤掉。静脉内过量注射导致的严重肺部并发症，已经见于报道了[15]。不过，注射透明质酸制剂导致的肺部损伤，往往未被发现和诊断。

大量临床病理学检查证实，注射填充物后出现组织坏死都是由于动脉内栓塞导致的[16]。注射填充物可直接被推入血管，也可以经过锐性或钝性针头贯穿血管形成的破口间接进入血管（下文将详细讨论）。血管栓塞可能发生于血流顺行方向的远端或下游位置，或者发生于相反方向的远端或上游位置（见下文）。临床病理学检查显示，每个病例中都发现了动脉内存在着填充剂[17]，但还是有人误认为是小动脉受到一定的外部压力导致血流受阻、组织坏死。事实否定了这种观点，而组织坏死却是动脉内注射导致的。反复的动物模型实验证明，即使很大剂量的填充，也明显增加了血管周围组织的压力，仍无法单独导致组织坏死[18]。由于注射导致的血管压力增加，可能出现局部组织发白，但在组织坏死前早就消失，除非填充的是特殊的毒性药物。另外，据临床上皮肤组织扩张术的丰富经验表明，除非是严重的组织异常或瘢痕皮肤，正常的皮肤组织对单纯的机械性压力的抵抗力非常强（当扩张器植入皮肤后，首先借助皮肤的弹性特点，然后随着扩张器的压力增加，皮肤不断扩张，这即是皮肤组织扩张术的基础原理。数十年前，已经由相关的皮肤组织测压试验证实）。虽然不排除未来会有新的认知，但目前，各种注射填充后组织坏死的并发症都是因为动脉内注射导致的[19]。由于面部的血管分布特点，血管内填充物可能会发生较远的移位，甚至进入对侧血管。早在约100年前，Freudenthal[20]就报道了三角肌注射后出现动脉栓塞导致手指坏死的案例。由此，就可以理解导致面部注射填充后发生数十例失明的原因[21]。

无论针眼处是否可见出血，每次皮下注射实际上都会损伤血管。注射针头越过血管后，在既往无损伤和瘢痕的位置上注入填充剂，注射后立即按压，尽量把并发症的发生控制在淤青范围内（当针头退出后，填充压迫作用消失）。

如前所述，填充导致栓塞的原因可能是注射时针头位于血管内，或者更罕见的是由于针头在瘢痕区域造成的血管侧切，随后的填充物在血管破损部位挤进血管。由于针尖无意中位于血管内，一旦注射器的柱塞被推动，针尖处产生的压力就会超过血管内的收缩压力。随后产生的填充物推注洪流与血液流动的实际方向无关，并遵循Poiseuille定律，该定律与血管的半径（4次方）呈反比（图1.2）。如果压力足够，最初的血管内注射物会以逆行的方式沿着较大的近端血管前行，一旦停止注射，随后会沿着血管分支向远端移位[22]。与针尖处的填充物注射压力相比，动脉内血液的局部压力梯度将决定流动方向。低压微量缓慢注射的填充物可以逐渐栓塞远端动脉，然后栓塞到注射部位的近端。在血压的推动下，栓塞物沿着侧支血管或分支到达远端部位。这解释了在栓塞部位附近，紫色网状皮肤区域活检证实的小动脉栓塞现象。因此，即使是在注射部位附近出现的晚期"淤伤"，也需要排除血管栓塞。因此，可以预防高压大量推注导致的远端血管完全堵塞，然后通过分支点堵塞近端血管并进入较大的供应血管，之后由正常血流将其运送至远端位置。这些事件中罕见的偶尔延迟可以通过以下原因来解释：近端血管的初始堵塞没有明显的血管损害（由于源自相邻血管的远端侧支流），数小时后，填充物栓子移位，从而导致

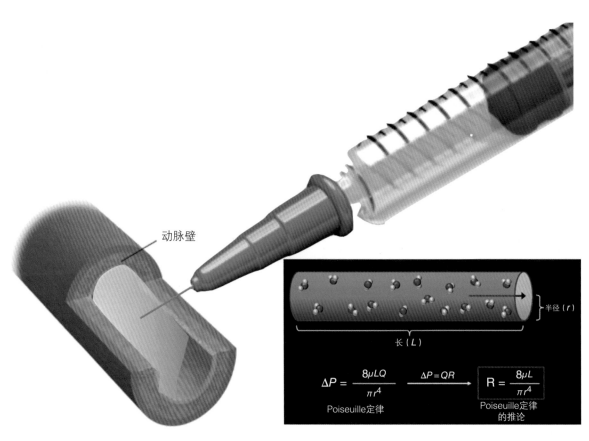

动脉壁

半径（r）

长（L）

$$\Delta P = \frac{8\mu LQ}{\pi r^4}$$

Poiseuille定律

$$\Delta P = QR$$

$$R = \frac{8\mu L}{\pi r^4}$$

Poiseuille定律的推论

图1.2 血管腔内注射填充物导致产品流动遵循Poiseuille定律，优先流向较大直径的血管（通常为近端）

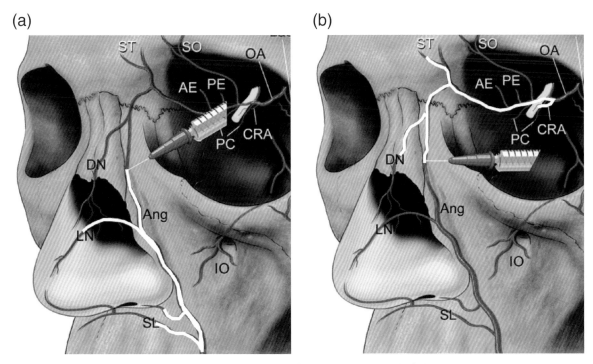

图1.3　根据血管内产品流动的方向，可能发生（a）皮肤坏死和/或（b）视力丧失

远端小动脉分支阻塞（超出侧支血管代偿的能力）。然而，缺血的影响通常是即时的，皮肤会立即变白，随后会变紫红，然后皮肤会出现暗蓝色或黑色的大理石样外观。现在大多数常使用的填充剂都含利多卡因，疼痛可能不再是栓塞的早期迹象。填充物的黏性不同，小分子的填充物（特别是重组填充物）与大分子的填充物相比，可能会更容易进入细小的毛细血管前小动脉，后者会滞留在较大的动脉中。

总之，典型的血管堵塞事故大多是由于动脉栓塞造成的。填充物可在注射部位的远端或近端移位（图1.3），并可通过侧支血管穿过中线。

1.3　额部

额部的血液供应主要来自从颈内动脉发出的眶上动脉和滑车上动脉，以及从颈外动脉发出的颞浅动脉额支。颞浅动脉额支通常与眶上

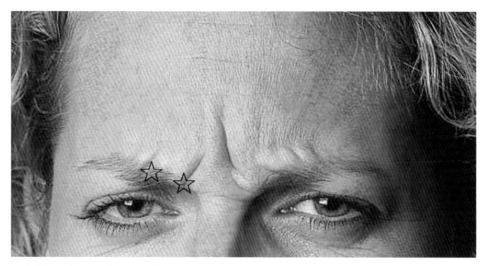

图1.4 眶上动脉和滑车上动脉是眼动脉的延伸部分，分别在眶上嵴上的内侧虹膜和内侧皱褶处离开颅骨

动脉、滑车上动脉有丰富的吻合，共同完成整个额部的血液供应，并直接连接眶内眼动脉。

眶上动脉和滑车上动脉是眼动脉的分支，在眶内分出后，在眶上缘（SOR）水平处穿出（图1.4）。填充物可通过这些血管，逆血液流动方向进入眼球，并且由于填充物栓塞了视网膜中央动脉导致视力下降。

眶上动脉起自距内眦垂直线1mm以内的眉弓水平处，是上面部公认的解剖标志之一[23]。在50%～80%的解剖案例中，它从内侧虹膜上方可触及的切迹口出现；在20%的解剖案例中，从不可触及的孔或口出现；在20%的解剖案例中，一侧有切迹口，另一侧有孔[24]。滑车上动脉解剖位置多变，比眶上动脉更靠近内侧，从眶外绕着SOR 8～12mm。它的体表投影位置，大约在眉间纹最内侧凹陷的下方或外侧2mm。

当眶上（SO）动脉和滑车上（ST）动脉从颅骨中出来后，在离它们出口1cm的范围内，眶上动脉和滑车上动脉穿越前额肌肉下方的眶骨切迹，在眉间肌肉复合体内肌肉上行到前额。这些血管在接下来的1.5cm距离内继续分布在额肌实质内，位于浅筋膜下的肌肉表面内，从深到浅走行（图1.5）[25]。位于眶上缘上方1.5cm以上的额部，当局部表情肌运动时，血管内压力增大、管径扩张，可从皮肤表面观察到

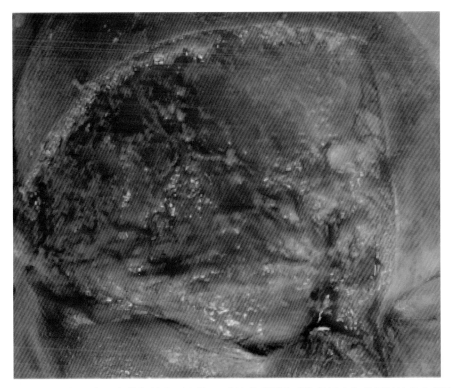

图1.5 眶缘上方1.5cm的额肌表面有前额的主要血管。可以看到颞浅动脉的额支与前额的这些血管吻合

动脉搏动或静脉充盈。这种情况在眉弓区很少见到，因为血管位于眉间肌肉复合体的深处（图1.6）。因此，一般将眶上缘上方1.5cm以上的区域视为皮下填充注射的"禁区"。在这个特殊区域，从表皮到骨骼的软组织最小厚度只有2.9mm左右[26]，而眶上动脉和滑车上动脉的血管口径可接近1.8mm，因此皮下填充注射的安全空间极为有限[27]。

外科手术和内镜前额提升术中可发现，这个"注射禁区"的皮下/骨膜上层次血管相对较少，并且没有大的主干血管。填充物注射的更安全深度在眶上缘区域1.5cm的"注射禁区"上方的前额骨（骨膜上），血管深度不确定。事实上，由于眉间血管是终末端，没有侧支，因此必须指出，整个禁区应被视为填充注射的高风险区域。值得注意的是，滑车上动脉和眶上动脉的深层骨膜分支已被描述[28]，其中前者被有意保留，用于前额皮瓣鼻重建循环支持（图1.7）。这些血管

(a)

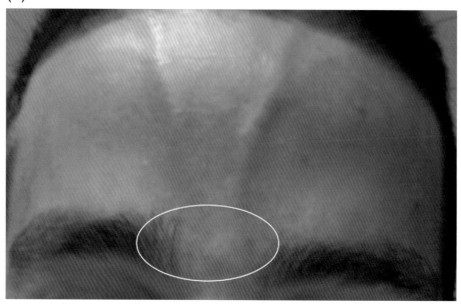

(b)

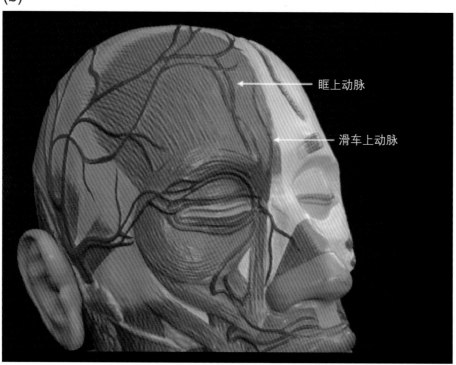

眶上动脉

滑车上动脉

图1.6 离开眼眶后，眶上动脉和滑车上动脉在眶上边缘的水平面穿透上覆的突起。它们在最初的1.5cm处［由（a）中的圆圈表示］，在眉间肌肉复合体的深处走行，因为它们在前额上升，（b）在肌肉上和其浅筋膜下走行

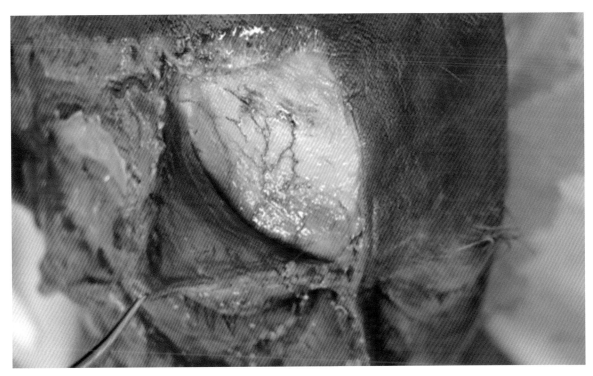

图1.7　眶上动脉和滑车上动脉的扭曲深骨膜分支

对于前额轮廓填充物的骨膜上注射的影响非常小，因为前额皮肤的大部分由浅表滑车上血管供应，并且血管的口径小且弯曲，填充剂在该深分支中的逆向流动几乎不可能。

滑车上神经和眶上神经的浅支在其深度和分布上与动脉伴行。然而，眶上神经的深支仍位于骨膜上位置，因为它沿着前额向上行进，为头皮"提供"感觉[29]。其骨膜上位置在前额深处与颞融合线（TFL）平行的内侧1～1.5cm处相对一致（图1.8）。为了避免引起后部头皮的疼痛，不建议使用深进针骨膜上的方法撞击该区域的神经。此外，作者还注意到了几例神经伴随动脉的意外血管腔内注射，导致前额外侧皮肤坏死的垂直细带。作者建议，需要在颞嵴内侧1～1.5cm区域（动脉和神经的深支所在区域）进行轮廓成形的凹陷可以通过在前额骨膜上更内侧的位置来完成，然后将填充物"挤压"到缺损中。这种邻近填充并将产品挤到所需位置的技术是治疗许多高风险区域的一般原则，但需要对筋膜边界、解剖平面和面部脂肪室有详细了解。

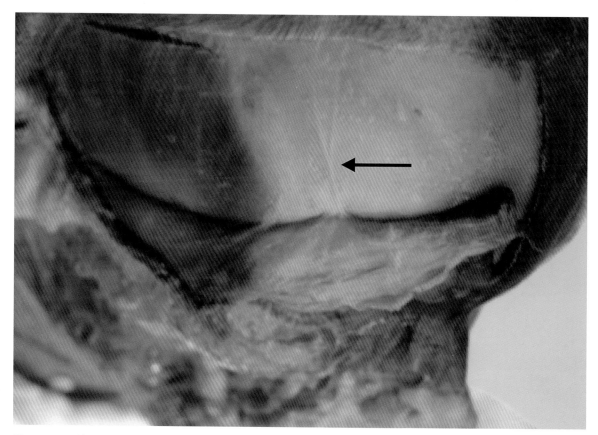

图1.8　眶上神经的深支（黑色箭头）在颞融合线内侧骨膜上向前额上升，额肌向下收缩

　　当用注射填充物来治疗注射肉毒毒素后持续存在的静态眉间皱纹时，必须非常了解进针的深度，因为它会穿过眉间区域的真皮下方。如上所述，眉间区是颈内动脉系统和颈外动脉系统沟通的分水岭区域，并代表进入颅骨的"高速公路"，可导致视觉和颅内不良事件。操作者注意体会皮内注射时推注阻力对避免严重并发症至关重要。如果在治疗过程中失去了推注阻力，则必须假设针头已经穿过真皮的限制性扩张层次，必须立即停止注射，并将针头撤回到更浅的皮内位置。同样，由于眉间区末端动脉血管占优势，因此持续观察眉间区皮肤血管的完整性及皮色变化至关重要。

　　如果需要沿着弯曲的眉弓进行容积恢复填充，建议使用较大口径（25G或更大）的钝针在外侧破口入路进行缓慢顺行注射。即使用注射自体脂肪的大口径钝针，在平行于滑车上血管路径的垂直方向上操

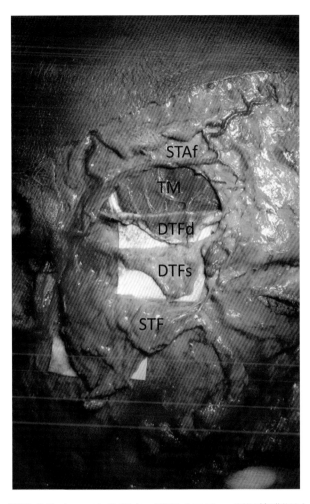

图1.9　颞区的特殊解剖：颞浅动脉（STAf）的额支；颞肌（TM）；颞深筋膜深层（DTFd）；颞深筋膜浅层（DTFs）；颞浅筋膜（STF）

作，也可能导致血管内注射和随后严重栓塞的发生。更为谨慎的操作方法为在外侧开口钝针平行、低压、微量注射填充。这样损伤血管的风险较小，把栓塞的发生率降至最低。

1.4　颞区

行颞区凹陷的矫正，必须先熟悉该区域的注射解剖结构（图1.9）。颞区的上界是颞上线。颞肌的上部牢固地附着在颞窝上，通过

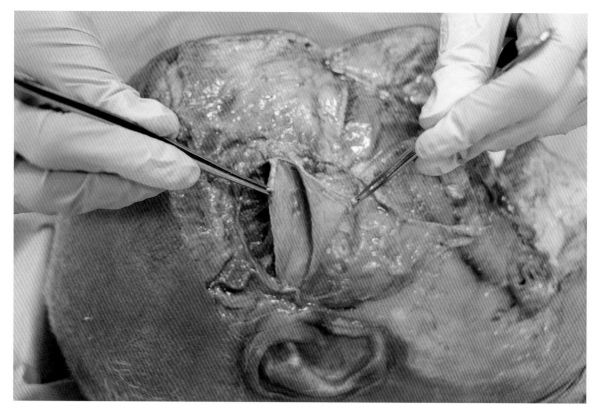

图1.10 尸体解剖显示颞深筋膜的两层。包含颞浅血管的颞浅筋膜向右收缩

颞弓的深面，止于下颌骨的冠突，作用是使下颌骨上提。前额骨膜在颞肌上延续，作为颞深筋膜，并分裂成两个鞘（图1.10）。类似地，由于颞肌与骨骼的牢固连接，前额的肌筋膜无法在颞肌下方通过，因此在颞肌深层筋膜上的肌肉表面继续形成颞浅筋膜。注射医师可以利用这种特殊的解剖，让解剖结构引导注入该区域的填充物分布。

颞区的血供丰富，每个组织层次都有必须避免损伤的血管结构。颞浅筋膜位于颞深筋膜上，其深叶包含颞浅动脉分支（图1.11）。应避免在这个层次注射填充物，以免逆行进入眼动脉，导致视网膜中央动脉阻塞。颞深动脉（颞深前动脉和颞深后动脉）、上颌内动脉第二分支以及颞中动脉穿过肌肉的深部后进入眶内（图1.12），血管口径逐渐缩小[30]。颞深前动脉位于距眶缘不少于1.8cm的位置。如果浅静脉丛在颞部皮肤上不明显，则将头部置于前方位置，一旦充血，

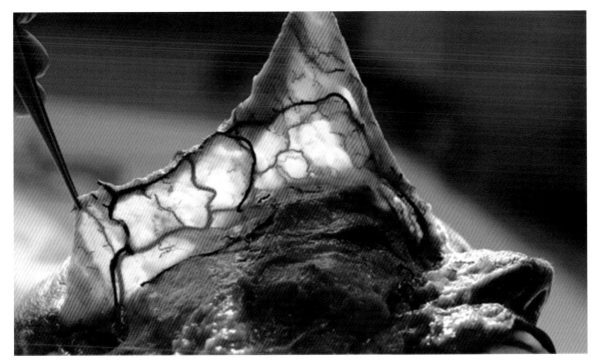

图1.11　颞浅筋膜升高，显示包含血管拱廊

可以更好地观察和标记浅静脉<u>丛</u>。大的颞中静脉位于可触及的颧弓上方1cm的颞肌实质内（图1.13）。

　　注射前先设计颞部注射点，在眶上缘后颞顶上方1cm，外侧1cm。食指轻压触诊确认注射部位没有血管搏动，避免任何明显的静脉部位进针。高黏性或刚性（高G'）填充物将穿过该区域颞肌的薄纤维，到达颞深筋膜的下面。注射前回抽，尽管有假阴性，没有回血也并不能保证针尖位于血管外。将针尖保持在骨膜上对于避免栓塞至关重要，该位置选择在颞嵴附近的高处，肌肉纤维稀疏，因此相对来说是无血管的，因为较深的颞后深部血管的任何末端分支对注射都没有太大影响。颞深前动脉位于嵴后1.8cm，要注意避让。缓慢地稳定注射导致随后的填充物扩散，其发生在上覆颞深筋膜和下面肌肉之间的阻力较小的平面中，在周边向阻力小的地方扩散，但在颞嵴处受到筋膜融合的内侧限制，在眶缘处也类似地向下延伸。注射过程中，用自由手将手指放在针头后面，可防止填充物在没有美学意义的皮肤下扩散。填充物的进一步延展，将朝向颧骨弓的理想下外侧方向扩散（图1.14）。将针尖保持在骨膜上对于避免意外的血管内注射至关重要。拔出针头后，无论皮肤表面是否有血，建议压迫几分钟。这是因为较深的血管（如前哨静脉）可能被刺穿了，如果在治疗时没有注意到，未加压处理，则可能在24～48h出现淤伤。有时不小心刺穿稍浅的动脉或静脉，继续进针到骨膜上填充注射，拔针后才发现渗血明显。应精细操作，并将任何不良事件控制在该区域的淤伤范围内。同样，在颞部的这个区域，必须靠近TFL（外侧1cm）、前方（SOR上方1cm）且绝对深（针必须接触骨头），以将填充物注射在这个没有任何重要血管的相对无血管平面中。在骨膜上缓慢注射，这对于安全的结果至关重要，这一点怎么强调都不为过。需要注意的是，颞部较低的位置深度注射位置较差，掌握不好深度和层次，易突破骨板导致颅内注射事故。

通过钝针使用较低G′的产品，最好是在垂直于颞浅动脉分支的方向上，也可以对颞凹陷进行表面治疗。由于蝶腭窝中存在上颌内动脉第二部分的分支，因此严禁将尖锐的针头刺入颧弓上方的颞窝较深的部分，栓塞可导致同侧腭坏死。

1.5 中下面部

中下面部的动脉主要通过面部动脉即上颈部颈外动脉的分支供应。这条动脉在下颌下方向内侧延伸，穿过下颌内侧1cm（即前方），到达咬肌的前边界，此处很容易触摸到脉动。然后，动脉以曲折的路线从下表面上升到鼻翼基底部的上颌骨梨状区（图1.15、图1.16）。这种曲折是可以理解的，因为在大张口时，需要弹簧状的拉伸来延长动脉。另一方面，面部静脉虽然是面部血管壁最厚的静脉，但比其对应的动脉更有弹性，并且从面部中央走更直接的路线，位于动脉后方，穿过咬肌的前腹部。面部动脉和静脉都走行于面颊内侧颊肌的深处，颧大肌的下方，颧小肌的上方或下方。

面横动脉起源于颧弓下方的颞浅动脉，穿过腮腺上部，分为浅（上）支和深（下）支（图1.13）。下颌深支有助于下面部肌肉的血

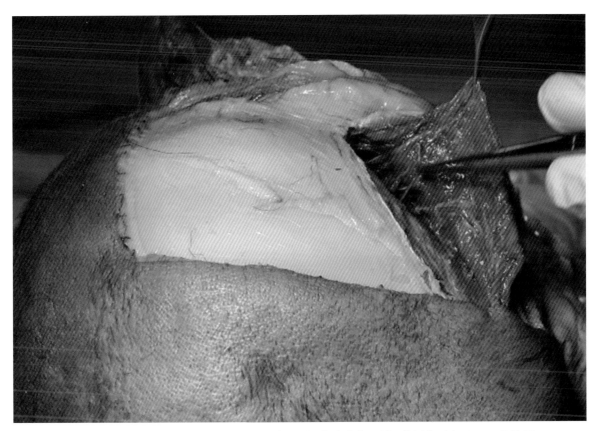

图1.12 颞肌深表面显示了颞深前动脉和颞深后动脉。颞深前动脉位于距眶外侧缘不少于1.8cm的位置

管供应。因此，在可触及的上颌骨下缘以下的颧下区域进行注射，最好在皮下平面内使用锐针或钝针进行浅层注射，以避免损伤较深的主要血管。通过注射填充皮下脂肪层丰满的面颊部，多孔道分散软组织张力，而不会牵拉更深的血管，更安全。也允许填充剂在影响腮腺或其导管的情况下填充（图1.16）。当填充修饰下颌线轮廓时，在咬肌前边缘内侧1cm处（即覆盖面部动脉）浅层用钝针注射，具有可在远离潜在危险的同时沿下颌线在任一方向行针推注的优点。作者喜欢在腮腺筋膜后上方更安全地进行操作。应避免腮腺内注射，以防止发生脓肿、囊肿或腮腺导管阻塞等不良并发症。可能需要填充在下颌骨角上，以加强或重建后下颌线的L形轮廓，该轮廓通常随着年龄的增长而消失（女性中更常见）。注射过程中，用锐针（直接入路）或钝针

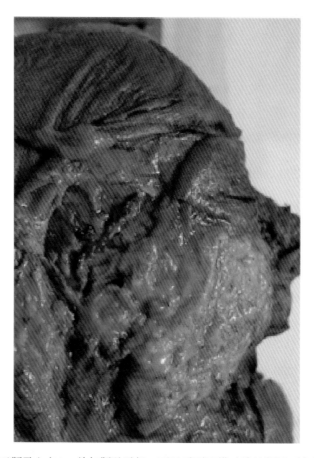

图1.13 颞中静脉始终位于颧弓上方1cm并与颧弓平行。可以看到面横动脉从颧弓下方的腮腺中穿出

（间接入路）的尖端贴骨面注射相对比较安全。

面颊的颧部区域接收面横动脉动脉的血供（图1.13）。颞浅动脉的这一分支在内侧穿过腮腺实质，以浅动脉和深动脉的形式存在。深的动脉向下方走行，以供应下面部的肌肉，深至上述注射浅区。浅表动脉在颊侧广泛分支，类似于该区域的静脉丛。由于颧骨孔和颧面孔的存在，必须回抽和缓慢注射，这些孔的动脉是泪道（以及眼）血管的末端。该区域还包含颧韧带，一种真正的颧皮韧带（图1.17）。如果覆盖的软组织/皮肤包膜的完整性受损，且无法长期支撑产品的增加重量，则首选将填充物注射到该区域肌肉下方的深层非移动脂肪垫（如SOOF）和颧骨前间隙（图1.18）中。

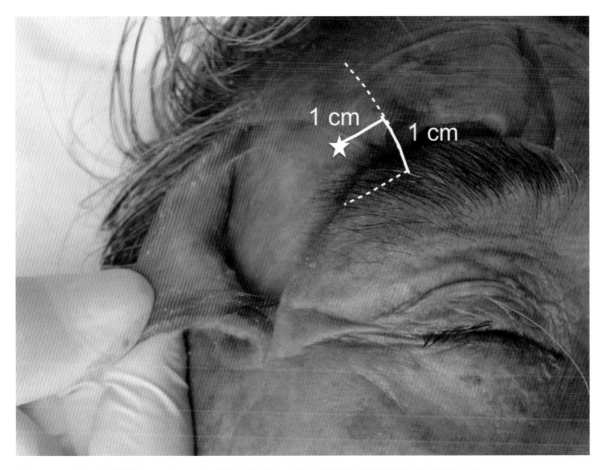

图1.14 在骨上的星形点（上方1cm）太阳穴注射加亚甲蓝的染色填充剂导致整个颞窝扩散

由于眶下动脉（IOA）分布在眶下缘下方5~8mm处，前内侧脸颊在亚洲人群中通常体积不足，是皮下填充的高风险区域。动脉从颅骨出口比眶上出口更为多变，因为它可以位于稍微偏的位置上。相关教科书中经常错误地将其描述为位于"瞳孔中线"。事实上，它的确切位置在临床上很容易确定，因为检查者的手指很容易落入颧骨内侧边缘偏向中线凹槽中，位于眶下缘下方5~8mm处。由于IOA为上覆肌肉和软组织提供不同的深度，以及其与角动脉、面部动脉和滑车上动脉的连接（图1.19），因此在解决该区域的美学问题时，建议极其谨慎。眶下孔向下倾斜，通常有一层骨头保护其上缘。这会使动脉孔内的动脉暴露于深下入路，这是应该避免的。特别提出的是，在注射操

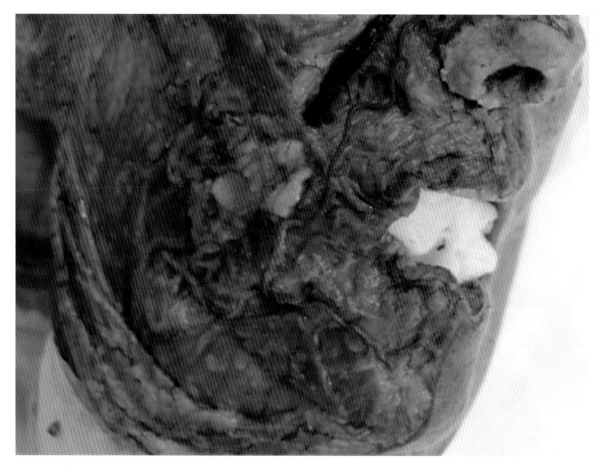

图1.15 当面部动脉向上颌骨梨状区走行时，很容易识别出弯曲的面部动脉穿过咬肌前边界的下颌内侧。偶尔，该动脉可能位于梨状窝鼻唇沟内侧（参见正文）

作过程中仔细监测求美者剧烈疼痛和皮肤发白的危险信号，并建议使用大口径钝针从侧面破口入路进针。

眶下孔上方的泪沟区域可在眶骨上进行深度矫正，尽管如前所述，该区域最好靠近眶孔外侧，将填充物从内侧挤到所需位置。治疗后眶下区域的长期的不好解决的水肿是由于产品不慎注射在眶隔后的病理特征，最终需要通过透明质酸酶治疗才能解决。皮下也可能需要"薄片"填充，薄薄地、均匀地、少量地平铺（发生丁达尔效应和不平整的风险很高，初学者要谨慎操作），并将栓塞的风险降至最低。

颧中隔位于眼眶周围，呈漏斗状，位于眼眶上方和下方，上下深

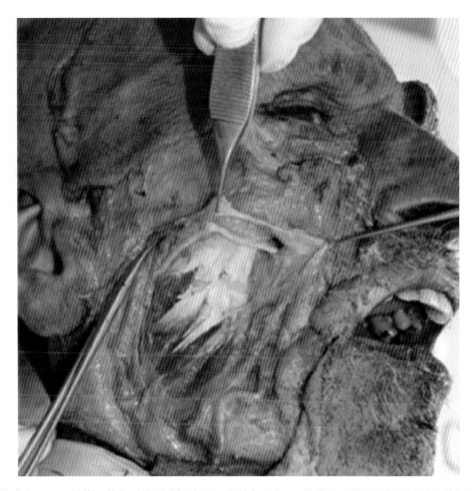

图1.16 腮腺和Stensen导管，其位于从耳垂切迹至口腔联合上方1cm的线上。通过下颌骨边界的曲折面部动脉和直静脉清晰显示

度终止于眶缘，骨外侧眦区外侧约5mm。如果在这个区域表面注射填充物，这个漏斗会产生潜在的并发症，因为它会导致持久水肿，这和眶隔深处注射一样。事实上，这种错误很常见，作者经常看到这种不良事件。处理方面即使用透明质酸酶溶解治疗，但最好通过向颧骨隔膜深处注射而不是在其中注射来避免该问题。只有少量的HA填充物（如拔出针头时的微小液滴）沉积在这个空间中才足以引发肿胀。

上颌骨梨状窝位于鼻唇沟的上限，位于鼻翼底部下方，是注射专家经常修饰的目标。通常注射填充在鼻翼底部下方，位于Ristow空间

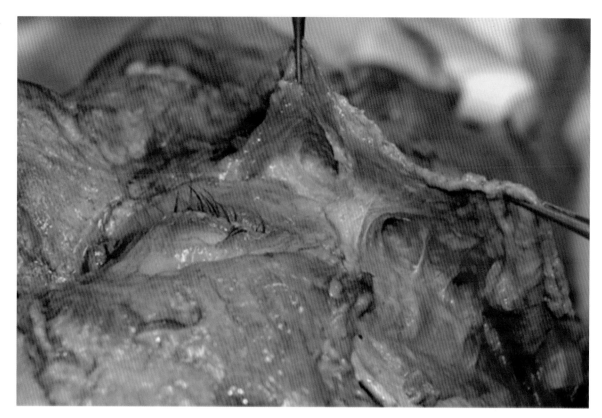

图1.17 从上方观察颧韧带（白色）

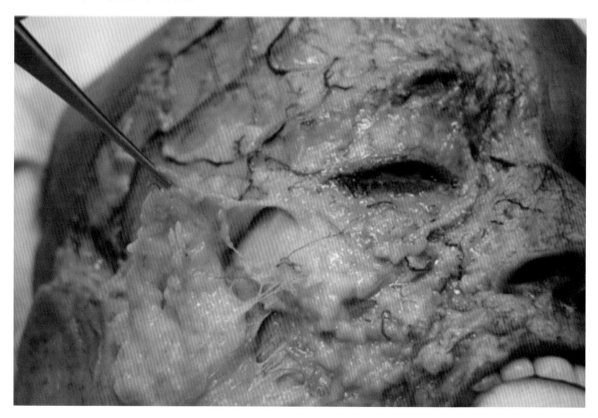

图1.18 颧骨前间隙，是用填充物增强颧骨的首选填充位置

(a)

(b)

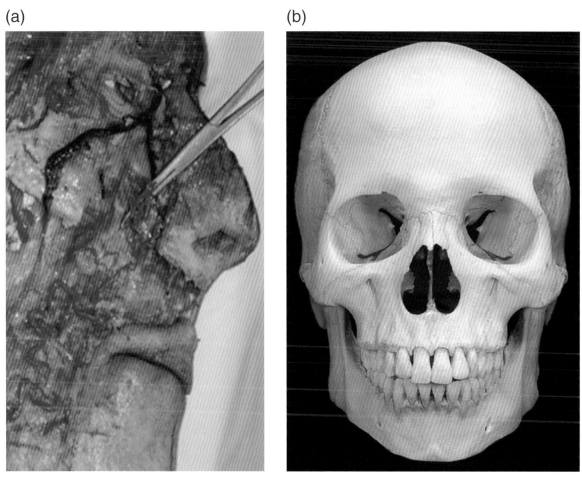

图1.19 （a）显示眶下动脉及其与周围血管的巨大连通。（b）眶下孔的成角形式、其上覆的保护性骨罩以及上颌骨的漏斗状形状，阻止了从下方进入该区域（参见正文）

的内侧，并避开面颊内侧的脂肪隔室（图1.20）。中面部的老化表现为该区域的后缩，上覆的鼻翼张开，鼻尖下垂。注入高G′填充物作为支撑，不仅会使难看的凹沟变平，还会略微缩小鼻翼底部，并略微增加鼻尖突出。不幸的是，由于面部动脉的邻近及其与角动脉的频繁吻合，这仍然是栓塞最常发生的区域[31]。虽然大多数情况下位于外侧，但梨状区的皮下面部/口角动脉（图1.15）在大约5%的白种人和20%的亚洲人中可以在鼻唇沟内侧变化。因此，必须避免皮下平面注射的风险，将填充物注射在皮内以获得丰满的结构，或填充在骨膜上以获得提升效果。

本书第7章详细介绍了鼻部填充。由于鼻背动脉沿着鼻背两侧走行（图1.21），注射时应在鼻中线进针。操作应格外谨慎，尤其是鼻根处，当在降眉间肌内走行的血管网受到损伤后，将导致淤青或更严重的并发症。鼻部的终端动脉丰富，因此不建议进行真皮内注射，以免真皮内血管栓塞导致组织溃疡和皮肤坏死。每个皱褶下都有血管分布，因此鼻注射时注意不要损伤血管，以免发生过度肿胀[32]。矫正退缩的鼻小柱，最好在鼻小柱动脉深处的骨膜上注射高黏度的填充物（图1.22）。

口周和下颌部主要由成对的上唇动脉（SLA）、下唇动脉（ILA）以及从下颌孔穿出的颏动脉分支提供血供。尽管最常见的是位于下牙列的第一前臼齿对面，但孔的高度是可变的，可以沿着腭骨在更外侧找到。SLA和ILA是面部动脉的分支，在口腔联合外侧约1.5cm处上升（图1.23）。非常曲折的SLA的平均外径为1.8mm，75%的求美者通常起源于唇联合上方。在40%的求美者中，较不曲折的ILA的平均外径为1.4mm，起点位于唇联合下方。在30%的求美者口腔联合上方或下方发现SLA和ILA的共同干源。偶尔可以在下巴的唇网膜皱褶下方发现ILA，从而解释了文献所报道的因下巴填充而不慎注射入血管内导致失明的案例[21]。

下唇的血液供应丰富，代偿能力较强。通常因源自面部动脉的水平和垂直唇动脉以及颏动脉的滋养，从而解释了为什么临床观察到的下唇栓塞组织坏死发生率较低（图1.24）。SLA和ILA在嘴唇下表面黏膜下和肌肉内分布。这些血管看起来像海豚游泳，在肌肉中来回穿梭，与中线的对侧动脉吻合，但在红唇与白唇交界处其深度始终不超过4mm。因此，在较浅的平面（即真皮下、皮下、黏膜下和浅层肌内），在下层血管上方，可以更安全地进行口周除皱和唇部增强注射[33]。

下巴区域轮廓（下颌前沟；三维增强）可以在多个深度完成，但最安全的是在中线的骨骼上填充。

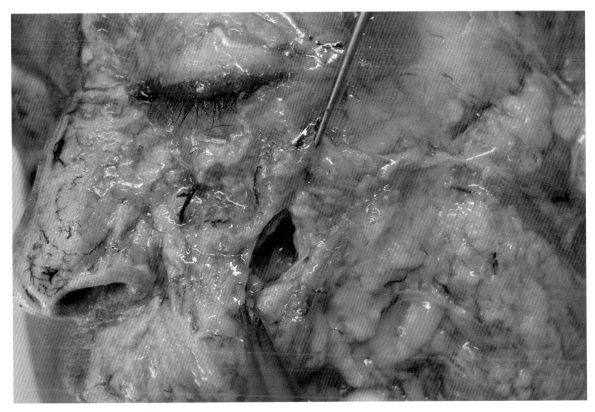

图1.20 颊内侧深层脂肪隔室和Ristow空间

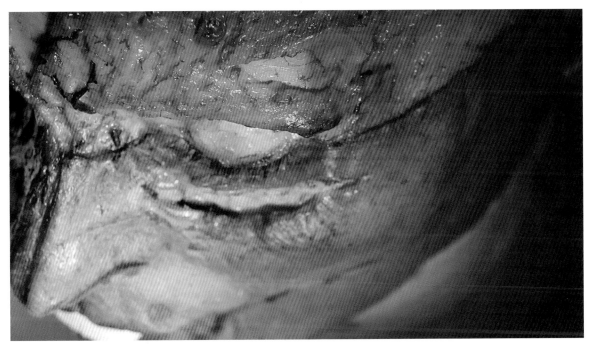

图1.21 成对的鼻背动脉位于中线外

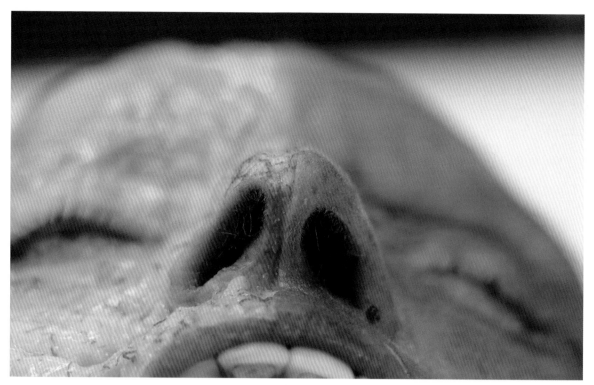

图1.22 鼻小柱动脉

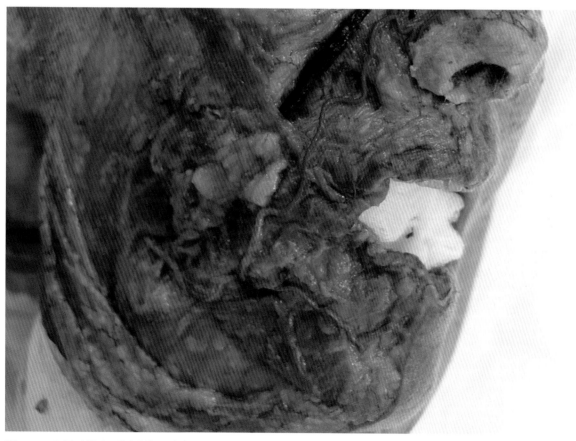

图1.23 上唇动脉和下唇动脉。注意，下唇动脉可以位于下巴的唇网膜折痕下方相当低的位置

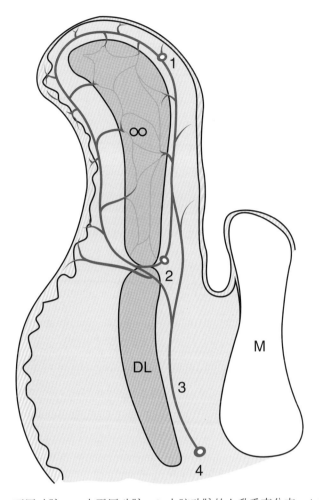

图1.24 下唇动脉供血。1. 下唇动脉。2. 水平唇动脉。3. 大脑动脉的上升垂直分支。4. 下颏动脉

1.6 结论

英文中解剖学"anatomy"一词源自希腊语"ana"（在上、向上）和"temno"（切开）。现在的面部微整形并不涉及"切开"，因此面部注射解剖学是一门有别于传统外科解剖学的新学科。

注射医师必须非常明确操作的组织层次，尽量避免填充物进入血管内。只要针头穿透皮肤后进入皮下，就有可能损伤血管。从起源到终末分支，面部血管的走行分布和吻合具有相当比例的变异性，但在一些特定区域内走行的深度是固定的。

掌握注射部位的解剖结构特点，明确注射针头是否位于血管内、上方或下方，对预防面部填充注射导致的严重并发症至关重要。

参考文献

[1] Kim, J.E. and Sykes, J.M. (2011). Hyaluronic acid fillers: history and overview. *Facial Plast. Surg.* 27: 523–528.

[2] Yoshimura, K. and Coleman, S. (2015). Complications of fat grafting. *Clin. Plast. Surg.* 42: 383–388.

[3] Christensen, L.H. (2009). Host tissue interaction, fate, and risks of degradable and nondegradable gel fillers. *Dermatol. Surg.* 35: 1612–1619.

[4] Moretti, G., Ellis, R.A., and Mescon, H. (1959 Sep). Vascular patterns in the skin of the face. *J. Invest. Dermatol.* 33: 103–112.

[5] Casabona, G. (2015 Jul). Blood aspiration test for cosmetic fillers to prevent accidental intravascular injection in the face. *Dermatol. Surg.* 41 (7): 841–847.

[6] Funt, D. and Pavicic, T. (2013). Dermal fillers in aesthetics: an overview of adverse events and treatment approaches. *Clin. Cosmet. Investig. Dermatol.* 6: 295–316.

[7] Sharad, J. (2012 Oct–Dec). Dermal fillers for the treatment of tear trough deformity: a review of anatomy, treatment techniques, and their outcomes. *J Cutan Aesthet Surg* 5 (4): 229–238.

[8] Vedamurthy, M. and Vedamurthy, A. (2008 Jul–Dec). Dermal fillers: tips to achieve successful outcomes. *J Cutan Aesthet Surg* 1 (2): 64–67.

[9] Ohrlund, A. Extrusion Force and Syringe Dimensions of Two HA Dermal Fillers. Q-Med AB, 8th Anti-aging Medicine World Congress (AMWC) Monte-Carlo, Monaco – April 8–10, 2010.

[10] Lim, A.C. (2010 Feb). Hyaluronic acid filler injections with a 31-gauge insulin syringe. *Aust. J. Dermatol.* 51 (1): 74–75.

[11] Fulton, J., Caperton, C., Weinkle, S. et al. (2012 Sep). Filler injections with the blunt-tip microcannula. *J. Drugs Dermatol.* 11 (9): 1098–1103.

[12] Scheuer, J.F. III et al. (2017). Maximizing safety during soft-tissue filler injections. *Plast. Reconstr. Surg.* 139 (1): 50e–58e.

[13] Wachter, W. Intra-Arterial Embolization with Fillers is Rare, But Severe. *Dermatology News.* June 17, 2010.

[14] Bravo, BSF, De Almeida Balassiano, LK, Da Rocha, CRM et al. Delayed-type necrosis after soft-tissue augmentation with hyaluronic acid. *J. Clin. Aesthet. Dermatol.* 2015 Dec; 8(12): 42–47.

[15] Jang, J.G., Hong, K.S., and Choi, E.Y. (2014 Aug). A case of nonthrombotic pulmonary embolism after facial injection of hyaluronic acid in an illegal cosmetic procedure. *Tuberc. Respir. Dis.* 77 (2): 90–93.

[16] Schanz, S., Schippert, W., Ulmer, A. et al. (2002). Arterial embolization caused by injection of hyaluronic acid (Restylane). *Br. J. Dermatol.* 146: 928–929.

[17] Park, T.H., Seo, S.W., Kim, J.K., and Chang, C.H. (2011). Clinical experience with hyaluronic acid-filler complications. *J. Plast. Reconstr. Aesthet. Surg.* 64: 892–896.

[18] Kassir, R., Kolluru, A., and Kassir, M. (2011). Extensive necrosis after injection of hyaluronic acid filler: case report and review of the literature. *J. Cosmet. Dermatol.* 10: 224–231.

[19] Cohen, J.L. (2008). Understanding, avoiding, and managing dermal filler complications. *Dermatol. Surg.* 34: S92–S93.

[20] Freudenthal, W. (1924). Lokales embolisches bismogenol-Exanthem. *Arch. Derm. Syphilol.* 147: 155–160.

[21] Carruthers, J.D., Fagien, S., Rohrich, R.J. et al. (2014 Dec). Blindness caused by cosmetic filler injection: a review of cause and therapy. *Plast. Reconstr. Surg.* 134 (6): 1197–1201.

[22] DeLorenzi, C. (2014). Complications of injectable fillers, part 2: vascular complications. *Aesthet. Surg. J.* 34 (4): 584–600.

[23] Cuzalina, A.L. and Holmes, J.D. (2005 Jan). A simple and reliable landmark for identification of the supraorbital nerve in surgery of the forehead: an in vivo anatomical study. *J. Oral Maxillofac. Surg.* 63 (1): 25–27.

[24] Mishra, A., Shrestha, S., and Singh, M. (2013 Jun). Varying positions and anthropometric measurement of supraorbital and supratrochlear canal/foramen in adult human skulls. *Nepal Med. Coll. J.* 15 (2): 133–136.

[25] Reece, E.M., Schaverien, M., and Rohrich, R.J. (1956-1963). The paramedian flap: a dynamic anatomical vascular study verifying safety and clinical implications. *Plast. Reconstr. Surg.* 121 (6).

[26] Pejović-Milić, A., Brito, J.A., Gyorffy, J., and Chettle, D.R. (2002 Nov). Ultrasound measurements of overlying soft tissue thickness at four skeletal sites suitable for in vivo X-ray fluorescence. *Med. Phys.* 29 (11): 2687–2691.

[27] Schwenn, O.K., Wustenberg, E.G., Konerding, M.A., and Hattenbach, L.O. (2005 May). Experimental percutaneous cannulation of the supraorbital arteries: implication for future therapy. *Invest Ophthalmol Vis Sci.* 46 (5): 1557–1560.

[28] Cong, LY, Phothong, W, Lee, SH, et al. Topographic analysis of the supratrochlear artery and the supraorbital artery: implication for improving the safety of forehead augmentation. *Plast. Reconstr. Surg.* 2017 Mar; 139(3): 620e–627e.

[29] Christensen, K.N., Lachman, N., Pawlina, W., and Baum, C.L. (2014 Dec). Cutaneous depth of the supraorbital nerve: a cadaveric anatomic study with clinical applications to dermatology. *Dermatol. Surg.* 40 (12): 1342–1348.

[30] Corrêa, M.B., Wafae, G.C., Pereira, L.A. et al. (2008 Apr–Jun). Arterial branches to the temporal muscle. *Ital. J. Anat. Embryol.* 113 (2): 109–115.

[31] McGuire, L.K., Hake, E.K., and Godwin, L.S. (2013). Post-filler vascular occlusion: a cautionary tale and emphasis for early intervention. *J. Drugs Dermatol. oct.* 12 (10): 1181–1183.

[32] Pessa, J.E., Nguyen, H., John, G.B., and Scherer, P.E. (2014 Feb.). The Anatomical Basis for Wrinkles. *Aesthet. Surg. J.* 34 (2): 227–234.

[33] Tansatit, T., Apinuntrum, P., and Phetudom, T. (2014 Dec). A typical pattern of the labial arteries with implication for lip augmentation with injectable fillers. *Aesthet. Plast. Surg.* 38 (6): 1083–1089.

第2章

面部美学

Arthur Swift[1], *B. Kent Remington*[2]

[1] The Westmount Institute of Plastic Surgery, Montreal, QC, Canada
[2] Remington Laser Dermatology Centre, Calgary, Canada

公元1350—1550年属欧洲文艺复兴时期。在这个最有历史意义的"觉醒"时期，欧洲经历了从中世纪向近代的过渡。这场思想文化运动，给欧洲带来了一段基于古典文化和线条美学的科学与艺术革命。

在文艺复兴时期，科学与艺术取得了重大的发展，涌现出达·芬奇、米开朗琪罗等一大批杰出的艺术家（图2.1）。无论是精湛的艺术造诣，还是伟大的艺术实践和科学探索精神都影响深远，成为后世文艺者和普罗大众永远的典范。人们冲破了中世纪欧洲神学的禁锢，思想上得到了前所未有的大解放。

如今，整形医师努力创造人体的自然美和年轻美，是这个时代的"文艺复兴"艺术者。求美者是整形医师的画架，求美者的脸就是整形医师的画布。努力创造人体的美，努力展示面部的自然美。正如文艺复兴时期的先贤们，首先要理解"什么是美，怎样求美"。"动""静"之间，美丽自然。作为美学专家，应当多去与求美者相处，用心观察年华逐渐老去的细微变化。细节决定成败，精益求精，

Injectable Fillers: Facial Shaping and Contouring, Second Edition.
Edited by Derek H. Jones and Arthur Swift.
© 2019 John Wiley & Sons Ltd. Published 2019 by John Wiley & Sons Ltd.
Companion website: www.wiley.com/go/jones/injectable_fillers

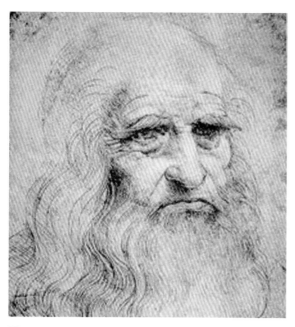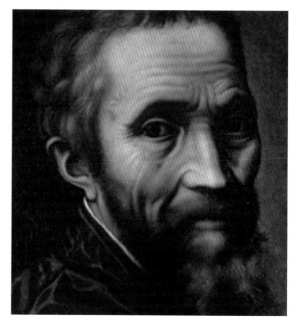

图2.1 达·芬奇和米开朗琪罗

方能臻于至善。整形美容不是把一个人变成另外一个人，而是让这个人更精致、更年轻。因此，很有必要先仔细研究求美者年轻时的高清晰照片，认真观察以往面部的平衡、比例和协调感。最重要的东西，往往显而易见。好的整形医师，必须是优秀的设计师和实施者，将视野扩展到视觉之外，充分发挥想象力和创造力，实践落实形成优异的成果。少数人的审美能力是与生俱来的，而更多的人需要长期学习人体美学才能逐渐形成。面对纷繁杂乱的美容产品、设备和非医美机构，整形美容医师必须要有自己的专业特性。街头巷尾随处可见的单项目美容师，做着简单雷同的局部修整。整形美容医师，应该利用自己的专业能力，进行整体美学设计与差异化治疗，打造符合个体的精致作品。

　　求美者期望太高，对不对？是不是应该减少期望值，降低求美水准呢？整形美容医师应该具备一定的文化艺术修养和高雅的审美品味，不能流于低俗、普通，而应尽量挖掘求美者的个性美。米开朗琪罗认为："我们多数人的危机，不在于把目标设得太高而没达成，而是把目标定得太低并且达成了。"

　　当今世界，颜值经济兴起：人们不只是要变美，还要马上变美，最好不要影响日常起居。爱美之心，人皆有之，哪怕经济能力有限。用流行的话说，年轻态就是最好的外衣。

2.1 轻医美™：体验更好，效果更佳

瓦伦蒂诺说："我知道女性想要什么，她们想要美丽。"

求美者大都是女性，往往在意皮肤的老化问题，包括肤色、肤质、皱纹、凹陷、松弛下垂等。男性也渴望永葆青春，意气风发。长期流行的职场文化，使得熟男高管们很难摆脱"职场倦容"的困扰。

轻医美™是一种以恢复面部平衡、焕发面容神采、提高美容疗效为目的的非手术方法[2]。不再局限于局部的皱纹皱褶，而是将面部整体进行设计实施。轻医美™不只关注外表的改变，还要提升求美者求美过程中的体验感。不能为得到彩虹尽头的一罐金子，就失去了彩虹的光彩（译者注：源自一个西方寓言童话）。美容医师应同时重视治疗中的体验感和治疗后的结果。尽量减少穿刺次数，降低疼痛不适和并发症的发生概率，整体设计、优化施治、有条不紊、综合改善，从而将年轻化目标提升到更高的和谐自然美境界。正所谓，"治疗中有创伤，他们可能不上门；治疗中有疼痛，他们可能不再来；治疗过程不好看，他们可能就吓跑了"。

轻医美™主要使用A型肉毒毒素和透明质酸制剂，通过祛除浅表皱纹、改善深层凹陷、补充软组织容量、提升面部轮廓等，从而达到形态优美、表情自如、真实自然的理想效果。新一代透明质酸制剂具有安全可靠、容易塑形、组织相容性好、没有刺激性、可生物降解、可重复注射等优点，被轻医美™大量使用[3]。不同透明质酸制剂的流变学特性，决定了各自的物理特性，从而具有不同的临床应用特点，同时具有完全可逆性。流变学特性与产品的黏性、黏度、提升力、弹性、可塑性、柔韧性、交联度以及导致肿胀的游离非交联透明质酸含量等有关[4]。流变学特性决定了透明质酸在各种注射器、锐性或钝性针头内流动的特点和能力。生产厂家会用流变学特性来区分各种透明质酸制剂，不过所有的数据都是从体外试验中获得的，与在人体内的实际情况可能会有较大差异。注射产品的类型、性能、浓度与注射部

位的解剖学特征，具有重要的决定性作用。注射医师应将厂家提供的参考数据与同行应用后的文献报道和个人经验相结合，从而形成自己的治疗方案。

自20世纪90年代初以来，以A型肉毒毒素为代表的肌肉皮肤神经调节剂成为了医美领域的重要基石，主要用于祛除面部皱纹。医疗美容的目标是超越年轻化，实现美丽最大化，展现最好的自我，而不是变成另外一个人。大多数人会很关注面部皱纹，其实面部的美容问题远不止这些。完美的状态应该是综合改善，恢复正常的软组织容量、紧致的面部轮廓和自然的五官特征。整形医师的手术刀操作只是医疗美容的重要手段之一。最近流行的"容量式"和"结构式"面部填充，疼痛轻，也是非手术面部整形的重要方式。通过轻医美™注射，可以创造出靓丽迷人的脸形、轮廓分明的眉宇、青春明亮的眼睛、高挺优雅的鼻子和丰满圆润的嘴唇。

2003年，作者提出"使用大剂量"（平均15mL）透明质酸填充面部的理念，错误地将自体脂肪填充与透明质酸塑形画了等号[5]。此后人们逐渐发现，自体脂肪一直是面部容量补充的首选材料，而透明质酸可以为组织提供支撑，改善面部光影效果，达到面部丰润的效果。作者认为，每1mL的透明质酸与15mL的自体脂肪的丰满观感相当。2008年开始的黄金美学，将透明质酸作为面部塑形的"篷架"和"篷布"[2]。因此，轻医美™可控制剂量、精准注射，舒适无痛地改善面部形态（图2.2）。

本章中，作者将详述面部美学的概念，重点讲解黄金比例在面部比例美和和谐美中的运用。

2.2 黄金美学的定义

托马斯·阿奎那（Thomas Aquina）被称为"天使医生"，是13世纪的伟大哲学家之一。他宣称美是"整体、和谐和清晰"：完整、比例和鲜明[6]。真正美丽的面部让人赏心悦目，怦然心动。

进化心理学家认为，美貌对人有一种天生的吸引力。许多研究证实了新生儿对漂亮面孔的偏好[7-9]。为了繁衍和发展，人类的基因判断更倾向于体魄健康、体格强壮、生育能力好等人群。这是一个几乎以

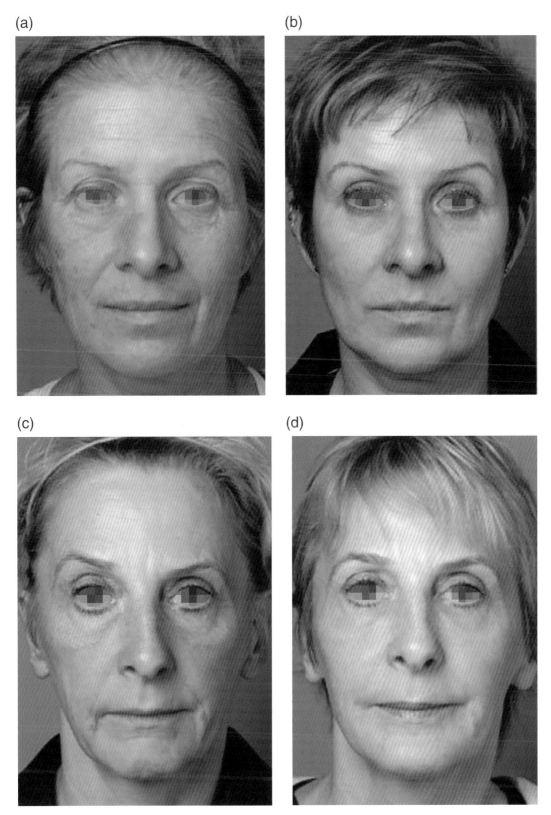

图2.2 （a）注射治疗前（2011年）。（b）使用4mL HA注射治疗后。（c）注射治疗前（2005年）。（d）使用12mL HA注射治疗后

貌取人的社会，高颜值的人更容易获得职位和高薪[10-13]。

东方和西方都认可的美学标准包括：皮肤透亮有光泽；额头高；眼裂较长，略微倾斜；鹰钩鼻；颧骨高；丰润的唇；增加了面部宽度。美是不分种族和文化的[14]——种族或文化背景不同，但对面部的审美却有许多相同。一个人的美，用客观数据去具体量化很难，但用眼睛和大脑去主观感觉只需几毫秒，这是不是有点像数字计算机的超速分析？！

关于面部美学的数学公式、关系，甚至数字概念，自古就存在。古希腊人认为一切美都存在于数学之中。中世纪的西方艺术界认为数字7极其神奇。他们认为，完美的脸从上往下可以分为7等份，分别是头发占1/7，额占2/7，鼻占2/7，人中占1/7，下颌占1/7。新手入门学习时，要学习最简单的面部垂直5分法，每1/5等于1个眼裂长度。被誉为将"科学与艺术完美结合"的达·芬奇认为，"美感完全建立在各部分之间神圣的比例关系上"。美是一门科学，"除非人们通过数学阐述和论证来走这条路，否则任何人类研究都算不上科学"（达·芬奇）[15]。许多伟大的科学家，诸如伽利略、米开朗琪罗和爱因斯坦等，都认可自然界的美似乎都符合"黄金比例"规律。

2.3 黄金比例（Phi）

黄金比例原理，是欧几里得数学的重要内容之一，是人类历史上最美丽、最具影响力的科学发现之一，很早就被古代埃及人应用于建筑中。希腊人称之为"黄金分割原理"，文艺复兴时期的西方艺术界称之为"神圣比例"。以公元前5世纪伟大的古希腊雕塑家菲迪亚斯（Phidias）的名字命名的黄金比例1.618∶1，用希腊字母φ（Phi）作为表示。数学定义中，把一条线段分割为两部分，使较长部分与全长的比值等于较短部分与较长部分的比值，则这个比值即为黄金比例（图2.3）。

时至今日，黄金比例仍然广泛应用于产品和图标设计，世界上最美感的汽车造型都会遵循这个核心原理。无论是在工业制造领域中还是在日常起居中，都可以见到这个经典的数学比例（图2.4）。Ricketts[16]发现，最适用于人手握持的卡钳，5个手指的骨长是符合黄金比例的。正如达·芬奇的观点，这一神圣比例的更广泛意义在于，黄金比例原理支配着面部的美（图2.5）。眉与唇的距离与下面部的长度表现为和谐的黄金比例关系。

加利福尼亚州口腔颌面外科医生斯蒂芬·马夸特（Stephen Marquardt）一直从事面部美学的研究，他总结后提出，人们通过黄金比例对美的感知是与人们的"人脑计算机"紧密相连的[17]。这可能解释了为什么不同地域和血统的人们貌似都会认同某一张漂亮的脸。还可以进一步解释，为什么有的人虽然有明显的缺陷，但是面部比例接近于Phi，却仍然富有魅力。不同的种族，拥有各自的外表特征和肤色，但都认可黄金比例的美感。正如玛格丽特·沃尔夫·亨格福特（Margaret Wolfe Hungerford，1855—1897）也说，"情人眼里出西施"。

年轻人面部饱满、圆润，轮廓线条清晰、上扬，从而形成面部倒立的"青春三角"，是青春美的标志。关于脸形的权威研究发现，有一种椭圆形的标准脸形，能吸引世界上所有种族的人们[18]。澳大利亚悉尼的整形外科医生史蒂文·刘（Steven Liew）为下颌骨垂直支的倾斜角度创造了一个术语"女性通用美容角度"[19]，即与垂直向成理想的9°~12°，并可以通过局部注射填充剂或者咬肌精确注射肉毒毒素来实现。

面部美学"OO7φ"原则：椭圆脸形（Ovality of facial shape）、轮廓曲线（Ogee curves）、7个特征（表2.1）和黄金比例（φ）。其中大多通过注射治疗可以实现。关键在于理想的比例，事实证明了"增加软组织容量，反而看上去脸更小"的比例错觉（图2.6）。

许多论文是从对称、平衡和和谐的角度研究面部美学。对称，常常被称为"美的第一特征"，但并不是必需的[20-37]。面部过度对称，出现类似的外观，反而令人不适（图2.7）。两侧面部应该是"姐妹"，而不是"双胞胎"，除了唇，最好是上下比例和谐，左右严格

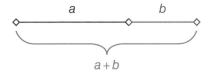

图2.3 黄金比例的数学表示。用一点将一条线段分成两段，其中短的线段与长的线段的比例与长的线段与整条线段的比例相同，i.e. $\dfrac{b}{a} = \dfrac{a}{a+b}$

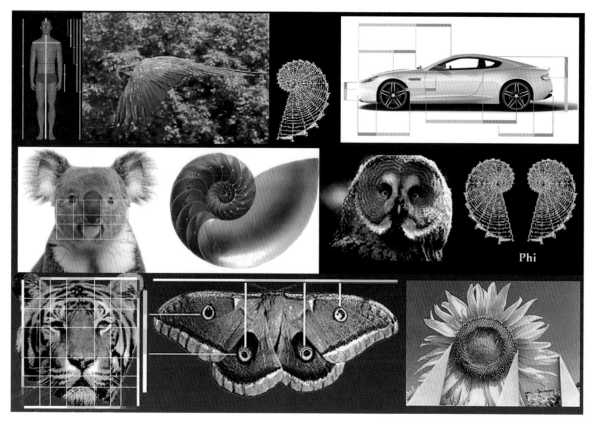

图2.4 生物和制造物品的黄金比例

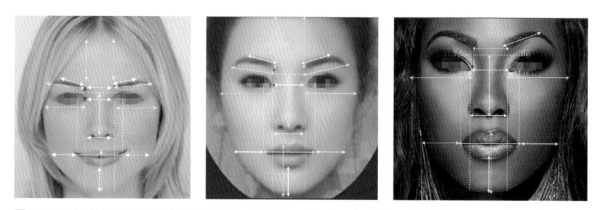

图2.5 基于女性面部的眦间距离（白线）的黄金比例，与种族无关。将眦间距离设置为1，Phi（1.618黄线）和phi（0.618红线）都可以在美丽的脸上找到

表2.1　面部美容的7个特征

1. 面部形状（下巴、脸颊和对称性）
2. 额头高度
3. 眉毛形状
4. 眼睛的大小和眼间的距离
5. 鼻子形状
6. 嘴唇（长度和高度）
7. 皮肤清晰度、纹理、颜色

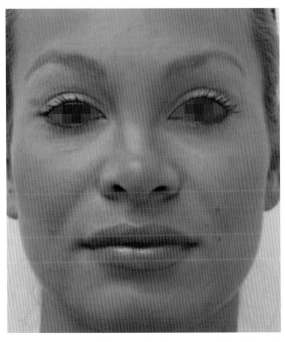 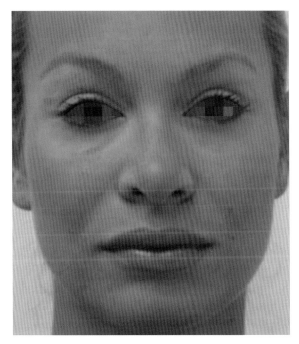

图2.6　"您需要增容来缩小面部。"在填充眉弓、鼻背、鼻唇沟、苹果肌、下巴和脸颊后，求美者的面部显得窄了（参见正文）

对称。随着时间的推移以及人体老化、吸烟、持续日光损伤、重复的肌肉运动和基因遗传等因素的影响，黄金比例关系逐渐丧失，出现内外失衡的外观（图2.8）。

抗衰老注射不仅能祛除皱纹，还可以恢复面部的丰润饱满、轮廓的线条流畅和组织的均匀分布。个性化的注射填充，通过一定的比例关系、减少面部凹陷和阴影，从而实现整体和谐、宽窄适度的精致脸。打造黄金比例脸，看起来更年轻——青春脸，而不一定是人造美脸（图2.9）。

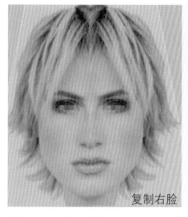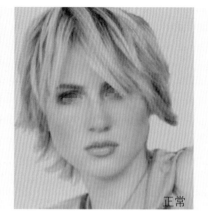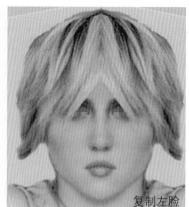

复制右脸　　　　　　　　　　　　正常　　　　　　　　　　复制左脸

图2.7　面部对称性（参见正文）

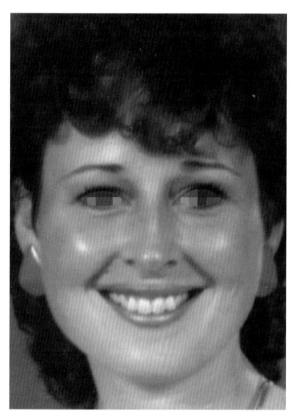

23岁　　　　　　　　　　　　　　　　　50岁

图2.8　面部美容随年龄增长的变化（参见正文）

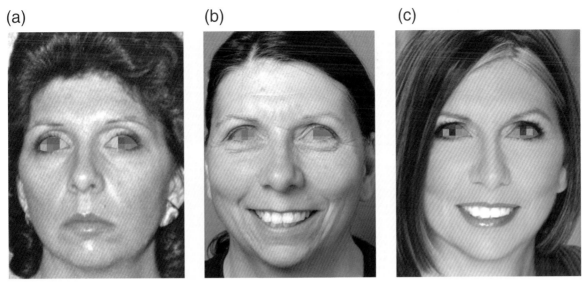

图2.9　创造美丽，你创造年轻：（a）20多岁的求美者。（b）40多岁的求美者。（c）面部填充治疗1个月后（化妆后的生活照片）

2.4 光线反射

法国作家马塞尔·普鲁斯特说："真正的发现之旅不在于寻找新的风景，而是在于应用新的目光"。当我们用"新的目光"去观察求美者的脸，认真分析他们的照片时，我们会发现年轻时人脸上的"光"和"影"都在合理的位置。

面部的"影"并不意味着"阴暗，不光明"，它们与"光"一样重要，给面部带来生气。正是面部"影"塑造了"光"，将我们的注意力集中在高光区。优秀的化妆师都明白，没有"光"就没有"影"，没有"影"也就没有"光"。摄影专家告诉我们，摄影是"光"与"影"的语言，摄影的字面意思是"用光写作"。

有光，才能看见，但不一定能"发觉"。当看到一张漂亮的脸时，眼睛会自动聚焦在那些形态优美的突出区域。这些特征所创造的角度对美的感知至关重要；亮点位置过高或过低都会降低吸引力。事实证明，合理的设计高反射的高光区和低反射的阴影区，可以产生视觉上的错觉（图2.10）。

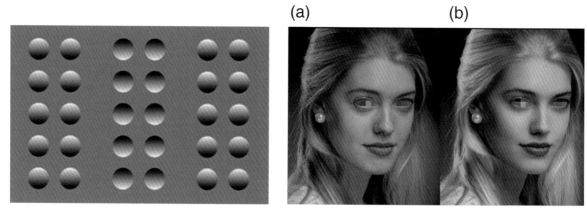

图2.10 "光"和"影"的重要性：（a）上面的"光"和"影"的组合给出了投影的错觉，而推论是正确的。（b）相同的照片与不同照明条件的应用（上面的"光"、下面的"影"）展示了脸颊投影的错觉

2.5 医疗美学咨询

医疗美学咨询，应采用计算机系统记录求美者的信息。飞行员每年飞行数百次，但每次起飞前都要填写一份检查表。同样，医疗美学咨询应系统性地进行面部美学评估。

表2.2是初诊求美者的GRAMPA信息表。病史应详细明确，包括既往手术/非手术治疗史和目前的药物治疗史（尤其是免疫抑制剂和血液制剂）。注射药物的功能原理、维持时间、治疗方法、价格费用、后续护理，以及可能发生的不良事件均应列出。医疗美学咨询的目的是通过沟通，增进了解和互相信任，更好地熟悉求美者真实的需求。医美医师也可找出和解决求美者尚未意识到的问题，创造出意外的惊喜。

在治疗前必须签署的知情同意书中，应详细列出相应的美容目标和医疗风险。内容不宜过少，以免遗漏；也不宜过多，以免造成不必要的信息混乱。面部注射填充可能导致的失明风险，是世界各地医疗监管部门关注的重要问题。目前公认，参考眼睑成形手术，医师向求美者告知并发症的发生率。由于缺乏准确的数据，这在非手术治疗中是无法识别的；然而，根据对已知视力损害病例的回顾，大约每80万人中就有1人出现视力损害，这似乎是"可以接受"的。提及什么最终取决于同意的医师，但建议对超过1%规则的不良事件进行评估。

表2.2　初诊求美者的GRAMPA信息表

性别
种族
年龄（老化曲线上的位置）
病史（药物、过敏、既往面部手术、皮肤状况）
以前的注射情况
审美愿望
形状（面部轮廓）

尽管如此，治疗医师应告知求美者"任何可能导致严重不良后果的重大风险"。问题在于，同一天的治疗可能会对求美者造成不合理的胁迫，使其在没有合理时间反映所提供信息的情况下继续治疗。这导致一些医师考虑将风险增加的区域二次复诊补充修饰。

在随后的治疗之前建立合理的期望值是注射应遵守的首要策略（低承诺、高回报）。医疗美学咨询的一个特殊方面是教育求美者，并可能将其从单一的追求线条转变为全面的面部美容计划。求美者对线条的关注可以通过了解照片、电脑屏幕、手机"自拍"、镜子等在二维空间中几乎只看到自己（同卵双胞胎除外）来部分消除。二维空间——高度和宽度——表示线条。其他人都以三维（增加深度）来看待我们，这意味着轮廓、体积和阴影。自2008年以来，作者在咨询过程中就面部自然衰老过程进行了简短讨论，并结合卡尺测量工具，向潜在求美者介绍了全面的面部护理方法。该方法使从单部位注射填充到多部位注射治疗的转化率接近75%，证实了我们之前所说的"即使在经济衰败环境下，美也不会过时"。另一个好处是，将求美者从专注于针头的焦虑和对疼痛的担忧转移到对比例、数学尤其是美容的无压力讨论，从而优化整体体验。

整个过程中，标准化的摄影拍照是必要的。前后一致的临床照片，对于指导治疗和疗效分析，十分宝贵。面部照片应包括正面照、3/4侧面照、侧面照、仰头照和低头照，从而突出面部轮廓。建议包括静态照和微笑、皱眉、眯眼等表情照。对于40岁以上的中老年求美者，最好能提供年轻时的肖像照片，分析其以前的面部比例和不对称问题。对比照片是很有用的方法（如对比20岁和现在50岁），即使很不在意的人也会很快关注到整个面部的变化（图2.11）。

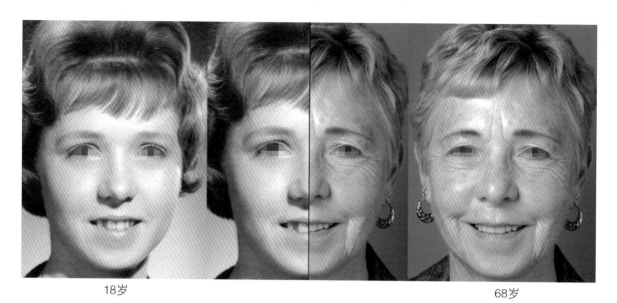

18岁   68岁

图2.11 显示老化现象的照片

2.6 衰老的表现

随着皮肤的自然老化和日光性损伤，肤色改变和皱纹逐渐出现。软组织萎缩、容量减少、面部骨组织的老化，导致面部老化、下垂和臃肿（衰老的3个D：Deterioration、Descent和Deflation）。面部各个部位的衰老速度有所不同，导致比例失调（衰老的第4个D：Disproportion），剥夺了面部"优雅"的成熟之美。骨骼老化的规律可预测一些骨吸收进程：面部中部骨骼（尤其是包括鼻梨状区在内的上颌骨）退化，眼眶边缘的上内侧和下外侧部分扩张，下颌骨的前下颌区再吸收（图2.12）。

面部衰老是对生活中不可避免的内在和外在压力的反应。"大自然使人类变得一样，生活使他们不同"。并非所有40岁的人看起来都一样。实际年龄是一个人护照上所示的年龄。生物年龄是我们细胞的年龄——它告诉我们的真实年龄取决于衰老过程如何影响我们。所有生物都经历了时间老化，但生物老化的速度是"弹性的"，并受基因、环境压力及其相互作用的调节。所有的脸都会松弛、下垂和出现皱纹，即使我们的年龄不相同（图2.13）。这张脸是一片大海，海面平静而动荡。与年龄相关的皮肤变化是遗传程序性变化（内在因素）

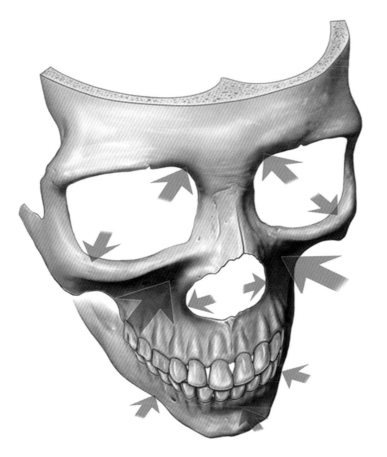

图2.12　随着年龄的增长，面部骨骼以特定和可预测的方式吸收的区域（参见正文）

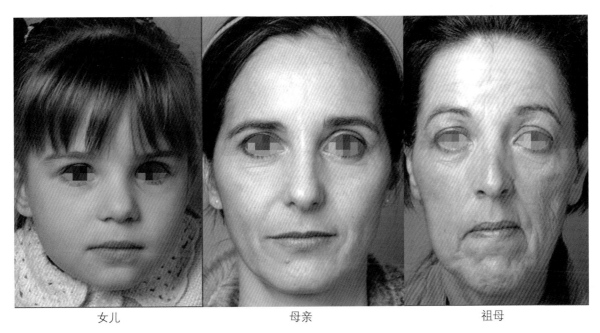

| 女儿 | 母亲 | 祖母 |

图2.13　三代不对称老化。女儿表现出丰满的特征，逐渐转变；母亲主要表现为眶周和口周衰老；祖母的脸颊、前额和下巴区域出现了不对称的衰老

和皮肤外境损伤（外在因素）的结果。这两种因素都会影响皮肤的结构和功能，但外在因素会通过产生活性氧、激活基质金属蛋白酶和高级糖基化终产物而引起更显著的变化。

持续的面部伤害主要来源于紫外线辐射（光损伤）、吸烟、空气污染物（将醌转化为活性氧的多环芳烃），以及高表达区域的重复性增加运动。这些都导致了面部衰老的典型层次结构，而不管人们的文化或种族。眼眶周围区域通常是第一个通过肤色、肤质和容量变化显示衰老迹象的区域（生命的第3个10年），因为此处皮肤很薄，人们平均每小时眨眼1200次。口周区通过一系列面部功能和表情（说话、吃饭、接吻）呈现出活力，典型地显示了生命第4个10年中的衰老变化。随之而来的是一种动态不和谐（老化的第5个D），组织的健壮性下降的速度比潜在的老化模拟肌肉的强度下降的速度更快。肌肉力量和组织抵抗力之间的"拔河"不平衡（图2.14）不仅导致静态不平衡（如鼻唇沟加深），还导致超动力运动——微笑时咧嘴大笑和斜视眼

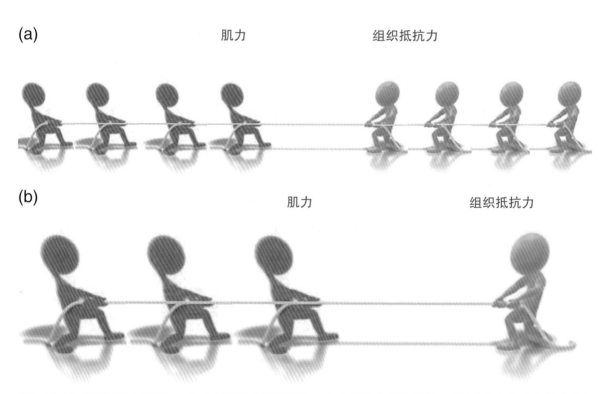

图2.14 动态不和谐"拔河"：（a）年轻的表情很平衡。（b）随着年龄的增长，皮肤和软组织老化的速度比肌肉松弛老化速度更快

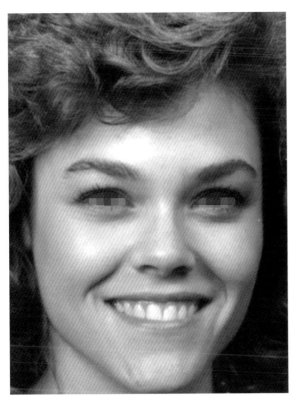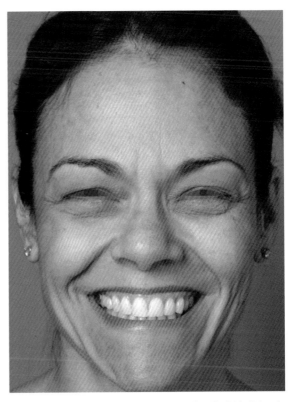

图2.15　衰老的求美者微笑时显示动态不和谐，引起漫画般的相貌：眼睛修长，大嘴笑容，鼻唇褶皱加深，突出的动态放射状颊线

睛（图2.15）、接吻时嘴唇过度噘起（图2.16）。随着年龄的增长，这种肌肉支配对组织抵抗力的动态不协调，创造了我们的漫画般的相貌。由于所涉及的口周肌肉的敏感性和相互作用，肉毒毒素调节下面部的运动以缓和咧嘴的笑容极其困难。然而，通过延展性较好HA填充可适当恢复口周容量，且表情自然（图2.17）。

自2003年以来，作者们通过优化面部体积和轮廓塑造和谐、对称和平衡，合作开发了一种全球性的非手术面部美容综合方法。为了保持自然效果并避免过度膨胀，可以使用黄金平均卡尺（一种动态测量ф的工具）获得个人理想的面部比例（图2.18）。就像文艺复兴时期的艺术家们使用类似的卡尺来确定石头和画布上的构图的"神圣比例"一样，整形医师可以创造和谐、对称和平衡，以释放每个人脸的自然美。

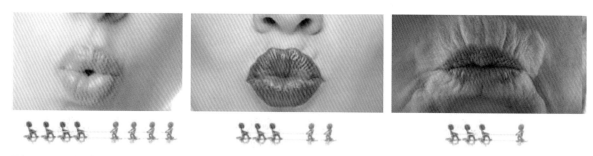

图2.16　口腔周围老化区域。口轮匝肌的优势增加，导致唇周出现肌束状萎缩纹理

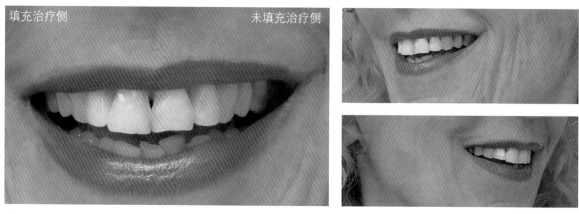

图2.17　注射透明质酸支撑下脸颊皮肤，治疗动态不和谐微笑。与未治疗侧相比，治疗右侧颧下放射线条可恢复自然微笑。注意治疗侧没有磨牙显示（治疗后1h拍照，以消除利多卡因对肌肉力量的影响）

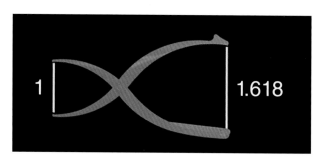

图2.18　黄金比例

随着面部衰老形态轮廓的变化，在没有疾病的情况下，成人的眦间距离保持不变，就像一个支点，骨骼结构围绕着支点移动和旋转。测量成人面部的眦间距离，并将其数值指定为1，多个Phi（1.618）和phi（0.618）比例可以指导注射治疗，以获得最佳效果（图2.5）。值得注意的是，基于个体的眦间距离的phi比例测量与马夸特创新的基于黄金十进制矩阵的"黄金面具"是不同的模型。个体的眦间距离在整个成年期都不会改变（除非与疾病有关），这为美学医生在整个成熟期提供了一个持续的测量方法，据此可以制定可靠和可重复的治疗方法。将针插入面部很容易——专业性在于决定何时将其取出（即何时达到审美目的地）。"体积恢复"的终点不是消除皱纹，也不是为了膨胀下垂的皮肤而使面部特征水肿。主要目标是一个再膨胀过程而不是膨胀，以创建或重新建立令人满意的面部比例，残余线条的修饰和下垂皮肤的修复，用其他方式（如皮内注射、能量设备、手术等）进一步补充治疗。

2.7 面部评估和治疗计划

共识指南指出了面部年轻化的发展方向，从二维方法（专注于矫正动态面部线条）转变为三维方法，包括面部体积损失。从各个角度对求美者进行彻底检查，以了解面部轮廓、阴影和光线反射。虽然大多数皮肤科诊断可以在几秒内完成，但在评估美容面部时，需要更多的时间、护理和耐心。

根据记忆FACEMAPS进行系统评估，首先将面部区域分为垂直1/3和眶周区域（表2.3）。这些区域中的每一个都被赋予了一个从1到10的主观审美尺度值。没有正确或错误的价值观——治疗医生的目标是确定哪个领域是最需要关注的优先级。

该计划是通过优先考虑缺陷区域来治疗整个面部，无论是在一个疗程中还是在多个预定疗程中。随后进行了快速而系统的评估，包括对轮廓、上覆皮肤纹理、区域移动、估计填充量和安全性等方面的评估。

表2.3 面部评估表

正面区	上面部[1]	中面部[2]	下面部[3]	眼周[4]
审美评分	1 2 3 4 5 6 7 8 9 10	1 2 3 4 5 6 7 8 9 10	1 2 3 4 5 6 7 8 9 10	1 2 3 4 5 6 7 8 9 10
轮廓（平凹凸不规则）	前额、颞颥颞上区/眶上角/眉毛	脸颊前内侧、颧颞颥、颧下区、鼻子	口腔周围区域、下巴区、下颌线	上睑凹/泪沟/眶下形C形沟/外眦
容量	□缺失少 □缺失多 □中等	□缺失少 □缺失多 □中等	□缺失少 □缺失多 □中等	□缺失少 □缺失多 □中等
纹理变化	□动态纹 □静态纹 □皱褶 □凹陷 □下垂移位	□动态纹 □静态纹 □皱褶 □凹陷 □下垂移位	□动态纹 □静态纹 □皱褶 □凹陷 □下垂移位	□动态纹 □静态纹 □皱褶 □凹陷 □下垂移位
数量（填充量估算）	□≤1 □2 □3 □>3	□≤1 □2 □3 □>3	□≤1 □2 □3 □>3	□≤1 □2 □3 □>3
层次	□骨 □软组织 □浅层 □深层	□骨 □软组织 □浅层 □深层	□骨 □软组织 □浅层 □深层	□骨 □软组织 □浅层 □深层
治疗方案	□A型肉毒毒素 □玻尿酸 □其他	□A型肉毒毒素 □玻尿酸 □其他	□A型肉毒毒素 □玻尿酸 □其他	□A型肉毒毒素 □玻尿酸 □其他
进针深度	□皮内 □皮下 □皮下组织 □骨膜上	□皮内 □皮下 □皮下组织 □骨膜上	□皮内 □皮下 □皮下组织 □骨膜上	□皮内 □皮下 □皮下组织 □骨膜上

[1] 前额、颞颥颞上区、眶上角、眉毛；[2] 脸颊前内侧、颧颞颥、颧下区、鼻子；[3] 口腔周围区域、下巴区、下颌线；[4] 上睑凹/泪沟/眶下形C形沟/外眦

2.8 上面部

过度在意额纹，往往容易忽略额颞部对面部整体的影响。皮肤弹性下降、软组织容量减少和骨萎缩，导致额区上部分显得更凸出，而额区下部分、眉间、眉部显得扁平水肿，颞区萎缩凹陷。

女性额头美观的标准：肤色一致，肤质光滑，没有明显的皱纹，眶上缘的弧线柔和，额头形状饱满，侧面观凸面曲线平滑，与垂直方向成12°~14°（图2.19）。通过高水平的面部注射，是可以实现这个目标的（图2.20）。透明质酸在相对无血管的骨膜平面对前额下部进行塑形，还有一个额外的优点，即柔化静态额横纹，而不会出现肉毒毒素引起的眉毛下垂的隐患。从眉毛到发际线的额头高度测量了理想比例面部的距离Phi（图2.5）。

女性颞部以近乎平整为宜，这对上面部轮廓优美有着重要的意义。颞部凹陷明显时，使人看起来衰老，降低面部魅力；而颞部凸出明显时，与大众钟爱的瓜子脸相违，使外观表现出男性化趋势。面部长宽比不要超过1.618（Phi）倍，以达到令人满意的比例。颞部填充后应保留轻微的凹陷，同时显露出原本不明显的眉尾，从而呈现出优美的女性面部轮廓线（图2.21）。

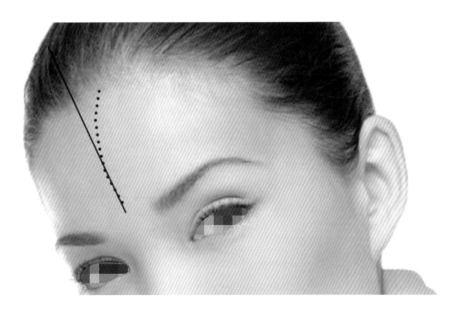

图2.19 漂亮的女性前额（参见正文）光滑且富有曲线，偏离垂直方向12°~14°（参见正文）

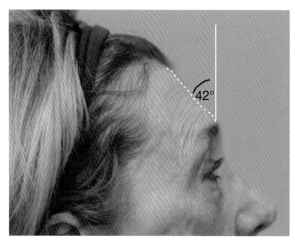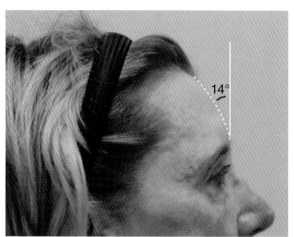

图2.20 用透明质酸修饰轮廓，呈现美观的额头

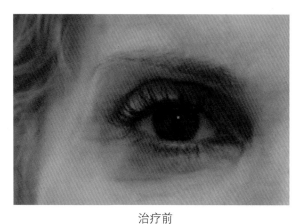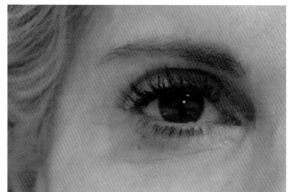

治疗前　　　　　　　　　　　　　　　　治疗后

图2.21 女性的眶周轮廓（经N. Solish博士许可转载）

　　眉部对颜值的影响很大。眉部的美，不止是没有静态和动态的皱眉纹，因为随着年龄增长，除了带来皱纹，还有软组织容量、骨萎缩导致的眉间凹陷区变长、变宽，需要填充眉部内侧来改善。在局部骨膜上少量填充，改善眉弓轮廓外形，同时使眉头起点位于内眦的垂直线上方，高度为0.618（phi）倍，从而显得眉更加妩媚（图2.5）。本书第4章会详细介绍通过填充适量的透明质酸来塑造眉部Phi美学。

2.9 中面部

中面部是最容易老化的部位。肉毒毒素仅用于改善面部皱纹、肌肉痉挛、皮肤松弛等，而注射填充、激光光电技术、整形手术仍然是中面部年轻化的主要手段。中面部，尤其是眶周和鼻部，是面部美感的重点部位，解剖结构上的微小差异都可能导致外观上的明显改变。合理的注射填充可使眼裂变宽、改善鼻孔轮廓和面部宽度的外观。

30岁以后，眶周逐渐出现早期的老化表现：肤色暗沉、厚度变薄、软组织容量减少等。到中年时，眶骨缘向下外侧方向扩大；到老年时，眶骨缘向上内侧方向扩大，从而导致眼眶骨越来越大。

眶周的美学标准包括：眉部和上睑饱满匀称，眉部整体脂肪分布均匀，完整遮盖眶上缘；眉弓上部位衔接自然，轮廓优美。我们不应该忽视大龄求美者的需求，尽量合理选用适合眉弓容量的填充产品（图2.22）。

外眦区的美学标准包括：轮廓光滑，略微凹陷，眶骨缘不显露，位置比内眦高5°～10°。在眶骨缘外侧的骨膜上填充中等硬度的填充剂，有助于下睑外侧的整体提升（图2.23）。

泪沟偶可见于幼年儿童，说明泪沟并非是一种畸形，而是浅表脂肪的缺乏导致的正常解剖结构外露。这可能是由于先天性或后天衰老导致的脂肪容量过少。年轻时下睑呈现出光滑的单凸面，而不是老年人的"双气泡"。局部填充是改善眶下凹陷的主要手段，填充后经常出现的肿胀和丁达尔现象，令经验丰富的整形医师也觉得棘手。

作者更倾向于在泪沟部位的骨膜上和皮下两个层次注射稀释后的透明质酸微滴，从而恢复75%～80%的组织容量。随着透明质酸的水合作用，填充效果将维持到数月后。注射时嘱求美者尽量向上凝视，以免填充过量。采用双层次注射，是因为下睑部位的解剖结构特点，其中眼轮匝肌形如飞行员的眼镜一样紧紧地附着在眶缘的内侧（图2.24）。从横向来看，下睑的眼轮匝肌下脂肪（SOOF）和上睑的眼轮匝肌后脂肪（ROOF）配合上覆括约肌的滑动运动，导致下睑不停朝内眦方向内移、收缩。因此，在眶骨缘内侧注射会导致肌肉内填充剂沉积。反复的睁闭眼动作和斜视动作，将填充物横向推挤、堆积，形

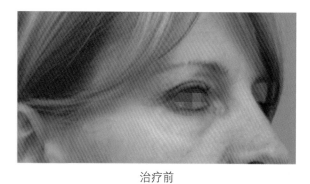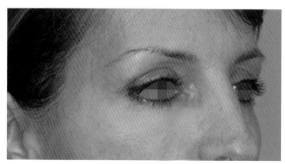

治疗前　　　　　　　　　　　　　　　　治疗后

图2.22 用透明质酸进行眉弓修饰和提眉

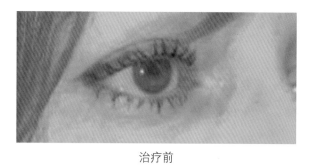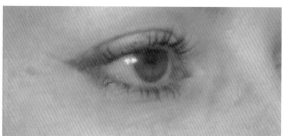

治疗前　　　　　　　　　　　　　　　　治疗后

图2.23 外眦治疗改善外眦角与恢复活力的效果

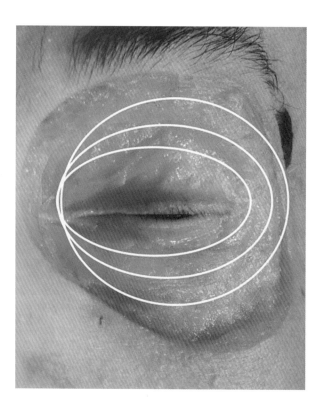

图2.24 眼轮匝肌如飞行员的眼镜一样紧贴内眦上方和下方（彩色区域）。肌肉呈同心圆式向下拉眉毛

成蓝色外观的皮下结节（丁达尔效应）。

针对眶周的特殊解剖结构特点和眼轮匝肌的反复挤压作用，双层注射技术是通过减少可能被挤入眼轮匝肌内的填充剂容量来改善泪沟症状的。在泪沟内侧部分的骨膜上注射透明质酸微滴，加以轻轻按压塑形；随后联合使用钝针在皮下平铺一层薄薄的填充剂，遮盖皮下的血管，以免出现丁达尔现象。横向而言，SOOF和ROOF为肌下填充物注射提供了一个深层空间，不会受到上覆肌肉活动的影响（图2.25）。

一直以来，隆鼻术都是最受欢迎且最具挑战性的整形项目之一。鼻位于面部中心，对构成容貌起重要作用，但在保持与周围面部的和谐关系方面，它不应占主导地位。全球各种鼻整形手术教科书多如牛毛，而指望单靠注射填充达到鼻整形手术的精细水平是不可能的；很多鼻子的轮廓并不适合使用注射填充。

各美学单元之间衔接流畅，比例和谐（符合黄金比例）是鼻部的美学标准（图2.26）。女性以鼻根点为支点的鼻额角正常为115°～125°。鼻根点到内眦的距离最好是内眦间距的0.618倍（15～18mm）。女性的鼻根点应位于上睫毛线和睑板上皱襞之间，不要高过重睑线，否则会显得男性化倾向。几个很重要的黄金美学比例是，鼻根点到鼻尖的鼻长最好是内眦间距的1.618倍；鼻背宽度最好是内眦间距的0.618倍；鼻尖高度最好是内眦间距的0.618倍；鼻背平行于鼻额角线，并位于其后方1～2mm处；鼻唇角一般为95°～110°。

随着年龄的增长，鼻梨状孔日渐缩小，导致鼻尖下垂，鼻小柱回缩，鼻翼基底部变宽。鼻底宽度应大致等于内眦间距，可在梨状孔骨膜上注射填充物来轻微缩小（图2.27）。

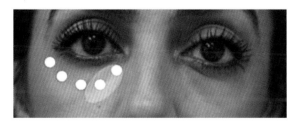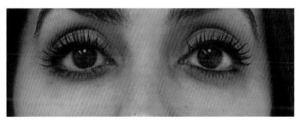

图2.25　作者的双层技术（参见正文）。注意由于皮下透明质酸遮盖模糊了皮下血管的丁达尔效应，眶下皮肤变白

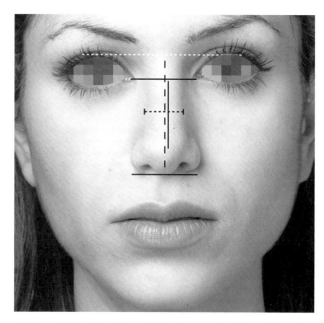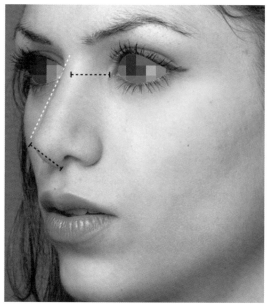

图2.26 鼻的黄金美学（参见正文）：黑实线：黑段虚线：黑点虚线=1：1.618：0.618；白色虚线表示上眼线间水平线与鼻根的交界点到鼻尖点的距离

对于中面部抗衰老和面颊部塑形，适当的容量填充和轮廓调整是很重要的。漂亮的颧部呈卵圆形，外形流畅不突兀，不应超过下睑边缘（图2.28）。颊轴不是垂直的，而是从侧联合到耳窝的底部成角度。在AP和纵断面图中都需要柔和的Ogee曲线。对于大多数种族，都认为从内眦到同侧发际线的距离最好是内眦间距的1.618倍。颧突高光点位于中面部的高处，在外眦的外侧下方，稍偏于在卵圆形颧部的中心点，大致在同侧鼻翼点与上耳屏的连线上，距内眦的距离是内眦间距的1.618倍。在这个高光点处行少量填充，即使是原本比较饱满的面部，也可以通过内轮廓的改变而产生面部变窄的错觉。男性颧部的前内侧更丰满，颧骨突间距更宽，高光点更偏向内侧、下方（图2.29）。

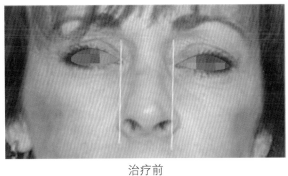 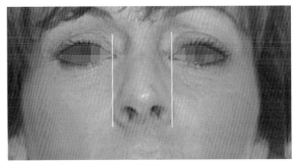

治疗前　　　　　　　　　　　　　　治疗后

图2.27 在梨状窝骨上应用透明质酸使鼻基部狭窄

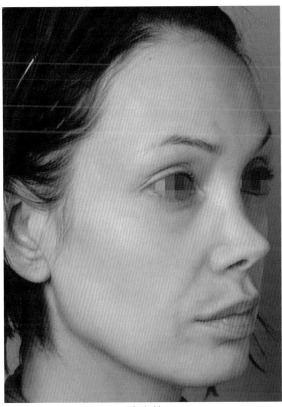 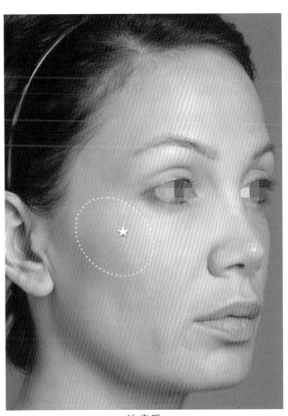

治疗前　　　　　　　　　　　　　　治疗后

图2.28 颧部椭圆区。求美者眼睑、眉毛、下颌和鼻等部位。五角星处为黄金比例Phi点，在同侧鼻翼点与上耳屏的连线上，与内眦的距离是内眦间距的1.618倍

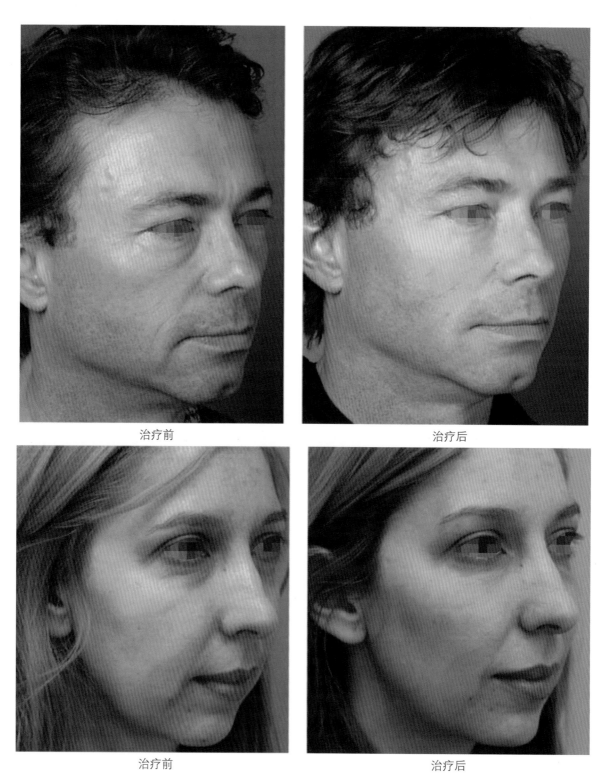

治疗前　　　　　　　　　　　治疗后

治疗前　　　　　　　　　　　治疗后

图2.29　男性和女性脸颊增容的例子

2.10　下面部

下面部非手术美容是最有难度的课题。随着年龄的增长，下面部原有的组织结构和容量不断丢失减少，使中面部形态逐渐失去支撑性基础。中面部的组织形态和轮廓必须得到保持，并且还应承受住上方软组织的重力作用。下面部还是展现面部表情的重要部位，鼻底部、口唇、下颏、下颌缘与下面部宽度等，决定着动静之间面部表情是否真实自然、轻松愉悦（图2.30）。

全球的媒体都在嘲笑过度地丰唇。对于缺乏美感和原本畸形的求美者，注射医师又不得不硬着头皮打出一个个"腊肠唇"。唇整形绝不是追求单纯的丰满，而在于细微的调整，包括和谐的唇高、唇长和上唇唇白外露等。

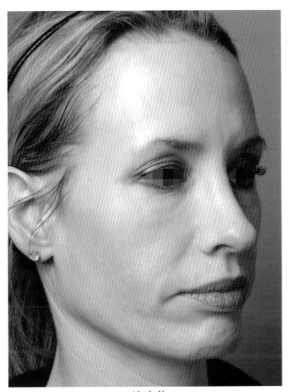
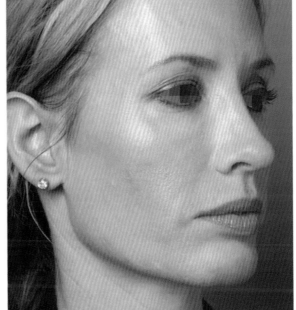

治疗前　　　　　　　　　　　　　　治疗后

图2.30　脸颊及下面部轮廓。下颌线肉毒毒素提升有协同作用

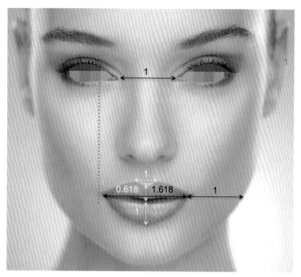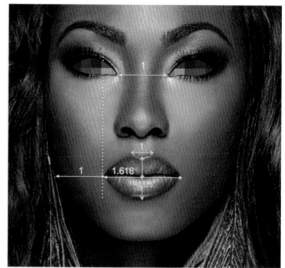

图2.31 唇部黄金比例（参见正文）

　　图2.31为唇部注射图，介绍了内唇与外唇的黄金美学比例。口裂长度最好等于瞳孔内侧间距离，或者是内眦间距的1.618倍。从女性的口角联合到下颌缘的水平线长度最好等于内眦间距，而男性的可以是内眦间距的1.618倍。应用双缝唇宽和下面部宽度之间的Phi关系，可以调节更宽的嘴唇（内侧瞳孔到内侧瞳孔，而不是内侧虹膜到内侧虹膜）。

　　由于遗传或咬肌肥大，下面部较宽，呈"国字脸"。美观的上唇从联合处到联合处呈现出明显的朱红，而下唇的红色体积更集中于中间2/3处，向联合处逐渐变细。高加索人的上唇与下唇的高度比可以为1～1.618，有色人种的为1：1。下唇应更饱满，但上唇应突出1～2mm。与丘比特的弓峰到同侧联合处的距离相比，丘比特的弓峰与丘比特的峰峰之间的距离之比也是1：1.618。丘比特的弓峰值之间的距离是从柱状基部到中上唇朱红边缘的距离的0.618倍，这也是下唇在中线上的高度。上唇的十字柱正好位于年轻嘴唇中丘比特的弓峰（而不是与之对齐）的内侧。这些柱状物的展开和压扁，以及上唇噘嘴的缺失是老化唇部的常见特征。在丘比特的弓峰中间重塑一下人中嵴与唇珠，可以让衰老的嘴唇恢复年轻的面貌。注射缓慢进行，注意在人中嵴与唇珠相接的唇峰处，向上和向下推注很少量的填充剂。

下颌畸形是面部最常见的骨畸形。很多注射医师，包括一些临床经验丰富的整形专家，往往专注于下颌短缩，而忽略了同时改善口周整体的软组织容量减少和骨萎缩等问题。30多岁以后，下颌萎缩和轮廓改变逐渐出现，也有人出现更早。下面部注射填充的优点，包括简单方便、精准评估和没有常见的手术并发症。下颌部是一个三维立体结构，必须评估其高度、宽度和光影分布。因此，无论使用自体骨或者异体骨行手术填充，下颌成形术的效果都是不尽如人意的。许多人天生口周畸形不对称，使得手术更难令人满意。整形手术的重点往往在于下颌中段的隆起和加宽，而未考虑口角联合部的凹陷、皱褶，口角木偶纹，以及下颌前沟和下颌后沟凹陷、轮廓改变等问题。通过注射填充物和肉毒毒素，不只可填充下颏，还可以矫正颏肌紧张导致的果核样皮肤外观，整体改善口周部位形态（图2.30）。以往下颌部整形是颌面外科医生的领域，现在很多都可以通过注射来解决；不过，对于严重的牙颌畸形，仍需要行正颌外科手术治疗。

小颏畸形的分类法和治疗方案很多。一般来说，女性下颏的颏点位于Rieder平面（上唇和下唇前点连线）上或稍后，而男性的颏点位于Rieder平面（上唇和下唇前点连线）上或略前。与男性相比，当女性的口裂长度是口角联合到下颌缘水平距离的1.618倍时，更显柔和迷人。

在口角木偶纹部位注射填充，对口角联合有着组织支撑作用。作者认为，年轻人的口角保持微笑上扬，无可厚非；而年长者微笑时口角上扬，不笑时不上扬、不下垂，似乎更合适一些。

下颌缘是决定面部年轻态的重要线条。利用注射技术改善下颌缘的轮廓，应先掌握面部脂肪下垂与肌肉松弛的相互作用。例如皱眉表情，是面部肌肉复合体由外上朝内下方向的运动，而并非单纯的垂直下降。随着女性的衰老，下颌骨的高度、角度和体积发生变化（L形向I形改变），加重了下颌缘的负担，使下颌缘更加松弛下垂（图2.32）。

先掌握咬肌部位的SMAS层和韧带结构，在皮下注入微小的透明质酸团块（"门挡"原理），可达到下颌缘明显紧致提升的效果（图2.33）。

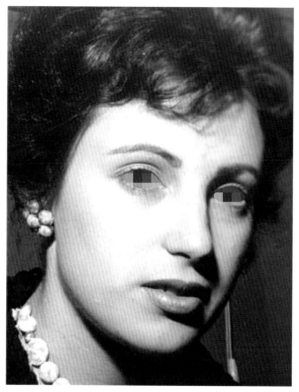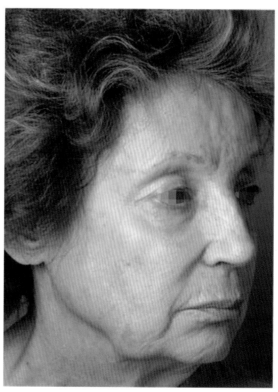

28岁　　　　　　　　　　　　　　70岁

图2.32　女性下颌骨老化，出现L形向I形的改变，加上面部软组织由外上侧移向内下侧，导致下颌缘松弛下垂

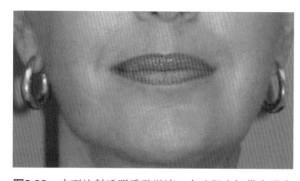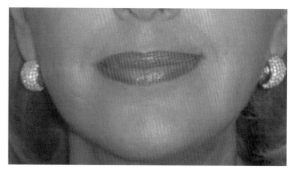

图2.33　皮下注射透明质酸微滴，在咬肌皮韧带内形成"门挡"，从而改善下颌缘轮廓

2.11　结论

　　黄金美学的精准施治，被求美者公认为安全可靠、彰显个性、比例和谐、柔和流畅和有可重复性。利用较为经济的填充剂产品，注射

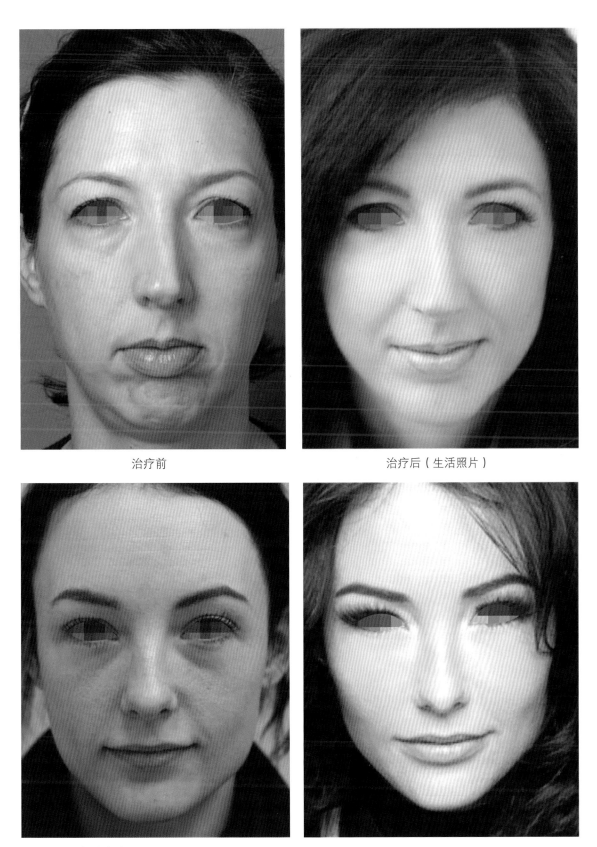

治疗前　　　　　　　　　　　治疗后（生活照片）

图2.34　面部美容术

医师就可以打造一个静态的"最佳版本"的自我，还可以通过动态表达保持自然的外观。黄金美学是利用微小创伤、降低成本、药物协同作用，尽量减少术中疼痛和紧张(需要医患双方的合作），以及缩短术后恢复期。如何合理地联合使用注射填充剂、肉毒毒素、激光光电技术、外用护肤产品等，是一门医学技术与创造力相结合的临床艺术（图2.34）。

参考文献

[1] Robinson, K. (2010). *The Element: How Finding Your Passion Changes Everything*, 260. Penguin.

[2] Swift, A. and Remington, K. (2011 Jul). BeautiPHIcation™: a global approach to facial beauty. *Clin. Plast. Surg.* 38 (3): 347–377.

[3] Paliwal, S., Fagien, S. et al. (2014). Skin extracellular matrix stimulation following injection of a hyaluronic acid-based filler in a rat model. *Plast. Reconstr. Surg.* 134 (6): 1224–1233.

[4] Edsman, K., Nord, L.I., Ohrlund, A. et al. (2012). Gel properties of hyaluronic acid fillers. *Dermatol. Surg.* 38 (7): 1170–1179.

[5] Swift, A., Allergan F.A.C.E., (2003) Facial reflation. Symposium, Las Vegas, Nevada.

[6] Medieval Theories of Aesthetics. c. St. Thomas Aquinas. http://www.iep.utm.edu/m-aesthe/#SH3c, Internet Encyclopedia of Philosophy, A Peer-Reviewed Academic Resource (accessed 2010).

[7] Slater, A., Von der Schulenburg, C., Brown, E. et al. (1998). Newborn infants prefer attractive faces. *Infant Behav. Dev.* 21: 345–354.

[8] Langlois, J.H., Roggman, J.H., Casey, L.A. et al. (1987). Infant preferences for attractive faces: rudiment of a stereotype? *Dev. Psychol.* 23: 363–369.

[9] Langlois, J.H., Ritter, M., Roggman, L.A. et al. (1991). Facial diversity and infant preferences for attractive faces. *Dev. Psychol.* 27: 79–84.

[10] Hammermesh, D.S. and Biddle, J.E. (1994). Beauty and the labor market. *Am. Econ. Rev.* 84: 1174–1194.

[11] Marlowe, C.M., Schneider, S.L., and Nelson, C.E. (1996). Gender and attractiveness biases in hiring decisions: are more experienced managers less biased? *J. Appl. Psychol.* 81: 11–21.

[12] Frieze, I.H., Olson, J.E., and Good, D.C. (1990). Perceived and actual discrimination in the salaries of male and female managers. *J. Appl. Soc. Psychol.* 20: 46–67.

[13] Frieze, I.H., Olson, J.E., and Russell, J. (1991). Attractiveness and income for men and women in management. *J. Appl. Soc. Psychol.* 21: 1039–1057.

[14] Cunningham, M.R., Roberts, A.R., Barbee, A.P. et al. (1995). Consistency and variability in the cross-cultural perception of female physical attractiveness. *J. Pers. Soc. Psychol.* 68: 261–279.

[15] Wolfram, S. (2002). *A New Kind of Science*, 859. Wolfram Media.

[16] Ricketts, R.M. (1981). The Golden Divider. *J. Clin. Orthod.* Nov 15 (11): 752–759.

[17] Marquardt, S.R. (2002). Dr. Stephen Marquardt on the Golden Decagon and human facial beauty. Interview by Dr. Gottlieb. *J. Clin. Orthod.* 36 (6): 339–347.

[18] Goodman, G.J. (2015). The oval female facial shape – a study in beauty. *Dermatol. Surg.* 41 (12): 1375–1383.

[19] Liew, S. and Dart, A. (2008). Nonsurgical reshaping of the lower face. *Aesthet. Surg. J.* 28 (3): 251–257.

[20] Little, A.C., Jones, B.C., and DeBruine, L.M. (2011). Facial attractiveness: Evolutionary based research. *Philos Trans R Soc Lond B BIol Sci.* Jun 12 366 (1571): 1638–1659.

[21] Langlois, J.H., Kalakanis, L., Rubenstein, A.J. et al. (2000). Maxims or myths of beauty? A meta-analytic and theoretical review. *Psychol. Bull.* 126: 390–423.

[22] Møller, A.P. and Thornhill, R. (1998). Bilateral symmetry and sexual selection: a meta-analysis. *Am. Nat.* 151: 174–192.

[23] Berscheid, E. and Walster, E. (1974) Physical attractiveness. In *Advances in Experimental Social Psychology* (ed. L. Berkowitz), 157–215. New York, NY: Academic Press.

[24] Thornhill, R. and Gangestad, S.W. (1999). Facial attractiveness. *Trends Cogn. Sci.* 3: 452–460.

[25] Grammer, K. and Thornhill, R. (1994). Human (Homo sapiens) facial attractiveness and sexual selection: the role of symmetry and averageness. *J. Comp. Psychol.* 108: 233–242.

[26] Scheib, J.E., Gangestad, S.W., and Thornhill, R. (1999). Facial attractiveness, symmetry, and cues to good genes. *Proc. R. Soc. Lond. B* 266: 1913–1917.

[27] Penton-Voak, I.S., Jones, B.C., Little, A.C. et al. (2001). Symmetry, sexual dimorphism in facial proportions, and male facial attractiveness. *Proc. R. Soc. Lond. B* 268: 1617–1623.

[28] Jones, B.C., Little, A.C., Penton-Voak, I.S. et al. (2001). Facial symmetry and judgements of apparent health: support for a 'good genes' explanation of the attractiveness–symmetry relationship. *Evol. Hum. Behav.* 22: 417–429.

[29] Mealey, L., Bridgestock, R., and Townsend, G. (1999). Symmetry and perceived facial attractiveness. *J. Pers. Soc. Psychol.* 76: 151–158.

[30] Kowner, R. (1996). Facial asymmetry and attractiveness judgment in developmental perspective. *J. Exp. Psychol. Human* 22: 662–675.

[31] Rhodes, G., Proffitt, F., Grady, J., and Sumich, A. (1998). Facial symmetry and the perception of beauty. *Psychonom. Bull. Rev.* 5: 659–669.

[32] Perrett, D.I., Burt, D.M., Penton-Voak, I.S. et al. (1999). Symmetry and human facial attractiveness. *Evol. Hum. Behav.* 20: 295–307.

[33] Little, A.C. and Jones, B.C. (2003). Evidence against perceptual bias views for symmetry preferences in human faces. *Proc. R. Soc. Lond. B* 270: 1759–1763.

[34] Thornhill, R. and Gangestad, S.W. (1993). Human facial beauty: averageness, symmetry, and parasite resistance. *Hum. Nat.* 4: 237–269.

[35] Langlois, J.H. and Roggman, L.A. (1990). Attractive faces are only average. *Psychol. Sci.* 1: 115–121.

[36] Langlois, J.H., Roggman, L.A., and Musselman, L. (1994). What is average and what is not average about attractive faces. *Psychol. Sci.* 5: 214–220.

[37] Jones, B.C., DeBruine, L.M., and Little, A.C. (2007). The role of symmetry in attraction to average faces. *Percept. Psychophys.* 69: 1273–1277.

第3章

颞部和前额

Tatjana Pavicic[1], Ardalan Minokadeh[2], Sebastian Cotofana[2,3]

[1] Private Practice for Dermatology and Aesthetics, Munich, Germany

[2] Skin Care and Laser Physicians of Beverly Hills, Los Angeles, CA, USA

[3] Department of Medical Education, Albany Medical College, Albany, NY, USA

　　面部组织容积的减少被广泛认为是导致面部老化的最重要因素之一。在考虑年轻化手术时，还必须先考虑面部骨骼的变化、面部肌肉的收缩性和面部韧带的稳定性[1]。面部容量恢复和轮廓重塑是现代美学微创疗法的重要组成部分，使用不同的填充物，在首次批准适应证用于矫正中重度面部线条和褶皱后，这些药物的扩展性应用不断被发现并用于面部容量恢复和面部整形。

　　额颞部容量缺失丰满度下降是面部衰老的共同特征之一，即使在相对年轻时也经常会出现上面部变窄，失去年轻、饱满、微凸的额曲线，眼眶边缘骨骼化，以及眉毛缩短和凹陷的外观[2-3]。虽然中下面部的容量增加和轮廓重塑在白种人中很受欢迎，但在设计全面部容量恢复方案时，医生和求美者常常忽略上面部[4]，这些区域进行非手术年轻化常常限于皱纹填充和肉毒毒素注射[5]。重要的是要先了解，前额和颞部是整体面部外观的关键点，也是观察者最先看到的面部区域之一，因为它靠近眼睛，丰盈过程中的整体面部平衡至关重要，因为完全丰盈的脸颊与凹陷的前额和颞部不匹配只会突出上面部萎缩和衰老的样子。在亚洲人群中，由于不同的美学理念和面部轮廓，前额、颞部以及鼻子和下巴是最常要求进行软组织填充增容的适应证[6]。几份报告[3,5,7]以及第一作者的个人经验表明，通过恢复前额和颞部凹陷的容量来丰盈上面部区域，微调改善眉毛的形态，带来了巨大的美学改善和非常高的求美者满意度。

前额、眉毛和颞部是连续区域，在制订上面部治疗计划时应将其视为一个美学单位。下层骨骼支撑对上层软组织的形态起着重要作用。最近一项针对不同年龄的高加索人头骨的计算机断层扫描研究报告称，上面部老化与眉间角减小、外侧眶顶变平和眶间距变宽有关[8]。这些结构变化归因于前额明显变平、眉毛下垂和外侧眶周组织下垂。因此，最佳治疗效果可能取决于纠正多个层面的缺陷，包括骨膜上水平的深层结构支持、皮下脂肪室的体积补充以及皮肤支持，以最大限度地减少皱纹[9]。

颞部和前额在技术上比其他面部区域更难治疗，因此容量增加后并发症的发生率更高，最严重的并发症包括组织坏死和失明[10]。因此，全面了解应用解剖结构对于在这些高风险区域安全执行非手术应用至关重要[11]。

3.1 额头

年轻的前额呈饱满微凸的曲线，从侧面看，眉毛的位置在眶上嵴之上，没有水平额纹或垂直的川字皱纹。随着年龄的增长，年轻饱满的微凸轮廓消失了，眉上区域的凹陷变得更加明显，额肌的反复收缩、皮肤胶原蛋白的流失以及额部浅层和深层脂肪的减少导致额纹和川字纹加深及眉毛下垂。因此，额头的容量增加后可抬高眉毛，通过增加眉毛的体积可以进一步改善眼部区域的外观。扩大的眉毛反射更多光线，消除可能导致凹陷外观的阴影。

3.1.1 解剖

前额的解剖边界包括下方的眉毛和鼻根，两侧颞嵴和颞上线，以及上侧发际线[12]。与眶下区域相比，前额的皮肤较厚，并包含从真皮延伸到额肌和从肌肉到骨骼的横向腱膜。它由5层结构组成，可从浅到深识别：皮肤（第1层）、皮下脂肪组织（第2层）、额肌及其腱膜（第3层）、松散的网状结缔组织（第4层）和骨膜（第5层）[12-13]。前额第2层的皮下脂肪组织可细分为3个隔室：1个中央隔间和两侧的2个横向脂肪隔间[14]。第4层的疏松网状组织同样由连接额肌和覆盖额骨的骨膜的纤维隔膜构成。从侧面看，可以在这一层中识别出颞粘连，这是上、下颞隔之间的连接点（图3.1）。在下方，额下隔膜将轮

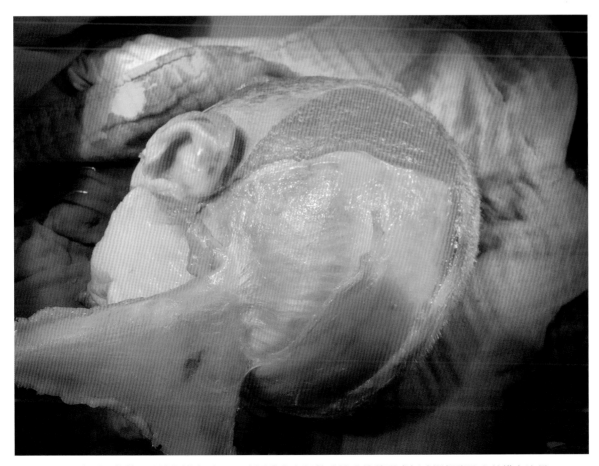

图3.1　上颞中隔和拉伸下颞中隔的切边。两个隔膜在室间粘连处连接并形成额叶深部脂肪室的横向边界

匝肌脂肪垫与额叶深部脂肪垫分开，并横向连接到颞粘连。眶上也是由于滑车上神经、血管结构通过它们各自的孔从骨骼中出现，并可在第4层内高于眶缘1.0～1.5cm范围内被识别。很快这些结构改变平面并且可以在第3层中识别，但在第2层中更常见，这意味着第4层优于额下隔，这是一个低风险区域，在前额深隔室中存在有限的神经血管结构。

3.1.2 注射方案

用于重新塑造前额轮廓的相关解剖学标志是眉上凹，下方为额骨的眉间嵴，上方为双侧额隆。前额的适当注射平面是第4层，即额肌深部（第3层）和骨膜浅层（第5层）。

最适合前额的填充物是透明质酸（HA）（图3.2～图3.4），其次是羟基磷灰石钙（CaHA）和自体脂肪。最终选择将取决于所需填充

(a)　　　　　　　　　　　　　　(b)

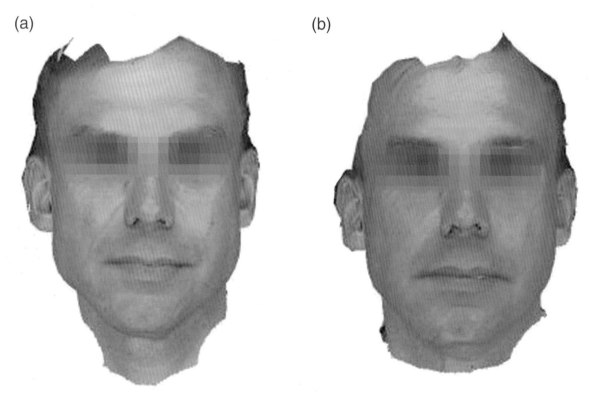

图3.2　（a）治疗前。（b）单个中线开口钝针注射0.5mL丰盈HA填充治疗前额中央部分明显萎缩的男性求美者

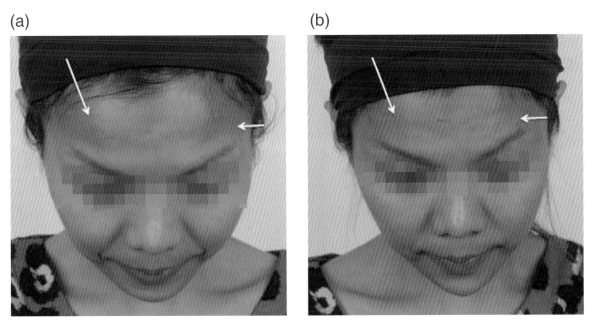

图3.3 （a）前额外侧容量不足的亚洲女性（白色箭头）。（b）注射1mL低黏度HA填充剂后

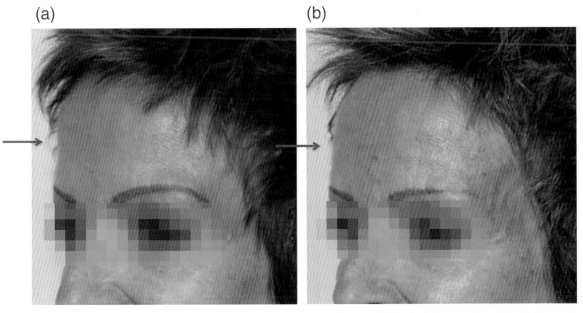

图3.4 （a）白种人求美者由于前额外侧体积不足（蓝色箭头）在未注射前额部曲线呈凹形。（b）注射1mL黏性HA填充剂后，前额曲线呈光滑凸面曲线

剂的体积、产品维持效期、产品可逆性、注射次数和求美者偏好等因素。

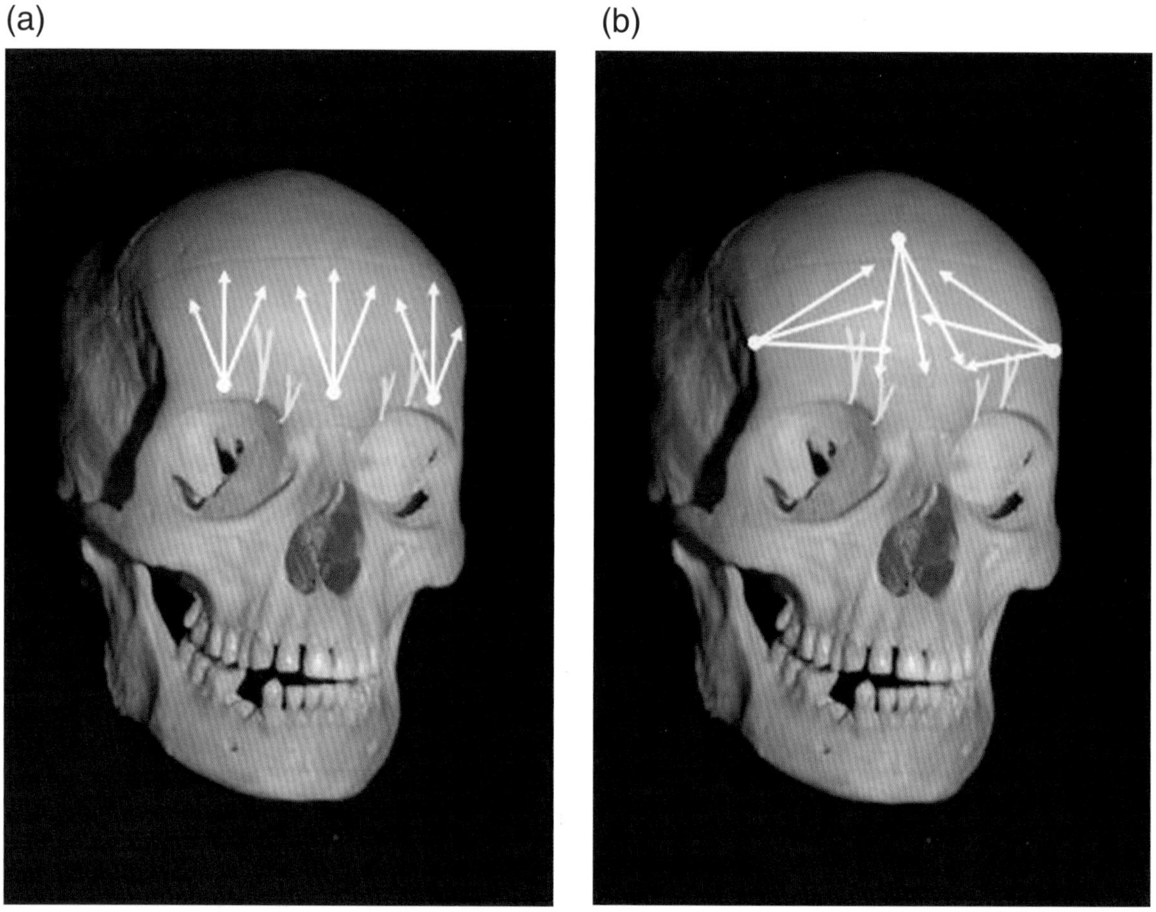

(a)　　　　　　　　　　　　　　(b)

图3.5　使用钝针注射时前额的不同入路点：（a）下入路。（b）上外侧入路。注射平面：第4层，即额肌及其腱膜深处

　　Carruthers使用单个中线开口插入钝针在右额内侧下方、中央，然后在左侧内侧额下方注射黏性HA填充物[4]。使用推注压力将填充剂进一步向上均匀注射到前额以柔化前额凹陷。作者指出保持在正确平面的重要性，深入到额肌（第3层），在此层次很容易推注填充物和按摩平整。

　　Busso使用羟基磷灰石钙（CaHA）混合稀释剂（1.5mL CaHA混合0.5mL的1%利多卡因和0.5mL的生理盐水）取得了较好的结果[3]，这增加了产品的延展性。他用27G 35mm（1.25in）的针在眶上神经的骨膜上平面（第4层）的投影位置外侧注射，另外在皮下平面（第2层）的眶上孔内侧注射以防止损伤眶上神经血管和滑车上神经血管结构。医生和求美者应了解CaHA产品与HA产品的不同，透明质酸酶不可溶解

CaHA，并且轮廓不规则或其他不良事件可能更难以治疗。

作者推荐的另一种治疗前额老化的注射方法是使用钝针来实现，最好选择大直径（如22G）钝针，并且柔韧性有限还可以从额肌及其腱膜深层注射到额肌及其腱膜中。鉴于深前额隔间（第4层）需要填充到适当的解剖平面，建议使用钝针，与锐针相比，它可以提供更精准的填充物注射层次[15]。

选择注射开口点时有2种不同的选择，3个下点：2个位于眶上神经血管结构的外侧，1个靠近中线，钝针向上（图3.5a）；或颞嵴的2个外侧点钝针向内侧方和中线发际线的1个上点向下（图3.5b）。

本章第一作者使用后一种技术将具有良好延展性的HA填充剂注入该无血管室（图3.3、图3.4），取得了良好的效果。

3.1.3 安全考虑

治疗前额时，眶上神经血管和滑车上神经血管结构的损伤是潜在的风险。眶上动脉、静脉和神经处眶上孔，可触及眶上缘，瞳孔中线内侧1～3mm。滑车上动脉、静脉和神经通常位于眶上孔内侧0.8cm[16]。当它们退出时，神经血管结构会改变平面（从第5层到第2层），因此当在皮下平面的相应孔附近进行注射时，有受伤的风险。此外，注意额静脉和角静脉，需要在前额中央浅层隔室的第2层中谨慎操作。还必须注意面动脉和神经的分支。面部的分支动脉和神经处也必须谨慎操作。这些结构穿过颧弓然后进入额头，距离眼眶外侧缘2cm以内，进入额肌外侧。

3.2 颞部

颞部的容积减少是老化的早期迹象。过度的凹陷会破坏面部饱满的轮廓，并暴露上外侧眶嵴、上颞线和颧弓，这些都是与衰老和健康状况不佳相关的特征。治疗颞部的目的是为面部提供更好的整体形状（最好是椭圆形），以及从眶周区域到颞部发际线的平滑过渡。丰盈颞部的第二个效果是延长和提升外侧眉形。

(a)

(b)

(c)

(d)

(e)

(f)

(g)

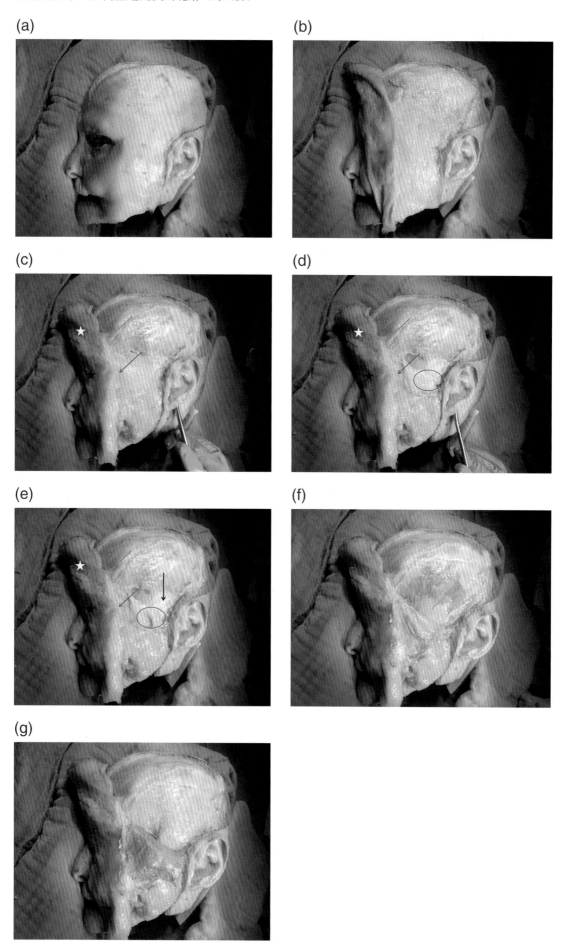

3.2.1 解剖

颞区上方为弯曲的颞嵴，下方为颧弓。在该区域面部不是仅有5层结构，可以在此处识别10个不同的层次。从表层到深层：皮肤（第1层，图3.6a），皮下脂肪组织（第2层，图3.6b），颞浅筋膜（第3层，图3.6c），疏松的网状结缔组织和深层脂肪组织（第4层，图3.6c），颞深筋膜浅层（第5层），颞浅脂肪垫（第6层，图3.6d），颞深筋膜深层（第7层，图3.6e），颞深脂肪垫（这是颊脂肪垫的颞部延伸，第8层），颞肌（第9层，图3.6f），以及骨膜、插入骨骼的肌肉纤维分散（第10层）。帽状腱膜的延续（第3层）朝向前额的路线。在下颞区（在下颞下纵隔）、面神经的运动分支和颧颞神经的感觉分支可以在深部脂肪中识别。在颞深筋膜的浅层和深层之间，可以在颞浅脂肪垫内识别内侧颧颞静脉（前哨静脉）。请注意，在颞肌和颞骨之间，存在一层薄薄的骨膜，可以进行骨膜下手术，但微创注射通常无法进入该潜在空间（图3.6g）。由于蝶骨、额骨、顶骨和颞骨的骨缝结合线具有很高的可变性，因此颞区的骨形成和稳定性具有很高的可变性。这个特定区域长期以来被认为是神经血管分布最少的部位，被称为翼点。翼点通常位于外眦后方3cm和上方3cm处。另一种

图3.6　（a）解剖头部，颞区皮肤原位。（b）去除皮肤后解剖头部。皮下脂肪层可见。（c）去除皮肤、皮下组织和颞浅筋膜后解剖头部。查看疏松的网状组织和深层脂肪层（第4层）。颞浅筋膜在颅侧与帽状腱膜相连，向下与浅表肌肉腱膜系统（SMAS）相连。在这个图像中，所有的结构都被反射为一个单一的层。在这一层中，包括眼轮匝肌（黑星）以及额肌（白星）。室间粘连用蓝色箭头标记，麦格雷戈斑用红色箭头标记。（d）解剖头部，第3层喙部反射。颞深筋膜浅层向下翻转，颞浅脂肪垫可见（红色圆圈）。（e）解剖头部与第3层的喙反射。颞浅脂肪垫向下反射，颞深筋膜深层可见（黑色箭头）。通过切开的窗口可以看到前面的颞肌。（f）颞深筋膜深层下反射的解剖头部。颞肌暴露。（g）颞肌向下反射，骨性颞窝暴露。为了去除肌肉，必须进行锐利地解剖，因为肌肉附着在骨骼上，可见骨膜的残余物

描述将翼点定位在额颧缝后3cm处（对应于眉毛的外侧端）和颧弓上方4cm处。必须非常谨慎地了解这些距离，因为翼点可以有不同的形状（H形、I形、K形、X形或W形），可以在脑颅的左侧和右侧之间变化，并且可以出现在骨面上。

3.2.2 注射方案

在颞区注射填充材料已被证明可以恢复上面部的宽度并产生年轻化的外观。填充颞窝也有助于外侧眉形修饰和长度延展，因为凹陷颞部的眉尾可能会跌落在凹陷中。

出于本章所述的原因，作者不建议使用自带针头的填充物进行前额填充。然而，作为参考，在治疗这个敏感区域时可以考虑两个不同的平面：浅层或深层。对于前者，一根长到足以到达骨头的针头（如25G 25mm规格的）可用于注射黏性HA填充剂、CaHA或聚左旋乳酸（图3.7）[2-3,5,17]。在垂直于皮肤可见的最大的颞下陷点处进针，轻轻推进直到最终接触到骨头。用针尖轻轻接触骨头，回抽安全后将填充材料以0.1～0.2mL的小团剂缓慢注射。

根据Breithaupt等的说法，当在骨膜上应用填充物时，可以在颞融合线（上内侧边界）、颧弓上方至少2cm（下边界）以避免损伤，在颞中静脉和发际线（后边界）之间安全地进行注射，为避免损伤颞浅动脉，建议在注射前对其进行触诊和标记[18]。

斯威夫特描述了一种替代方法，使用单个注射点在眉尾上方1cm处和外侧1cm处[19]。这种注射技术由医学博士Derek Jones在本章随附的视频中进行了演示。

最近的研究表明，当使用填充物以增加颞部容量时，颅内穿透的风险很高[20]。应严格避免高压，因为已经表明重于4kg的力可能会增加穿透骨骼并到达颅内空间的可能性。由于这种注射技术将材料应用到颞肌中，因此应要求求美者咀嚼以改善产品的分布。在这个平面上，预计不会发现大动脉或静脉，但必须非常小心，以尽量减少逆行动脉迁移、栓塞、坏死或失明的发生风险。注射前有效回抽是避免血管内注射的最有效测试，但不能保证绝对的安全性。

应谨慎使用一致的注射点（如向上1cm处和从眉毛尾部横向1cm处[19]）技术，因为底层骨骼的阻力可能会降低，翼点解剖结构的高度

(a)   (b)

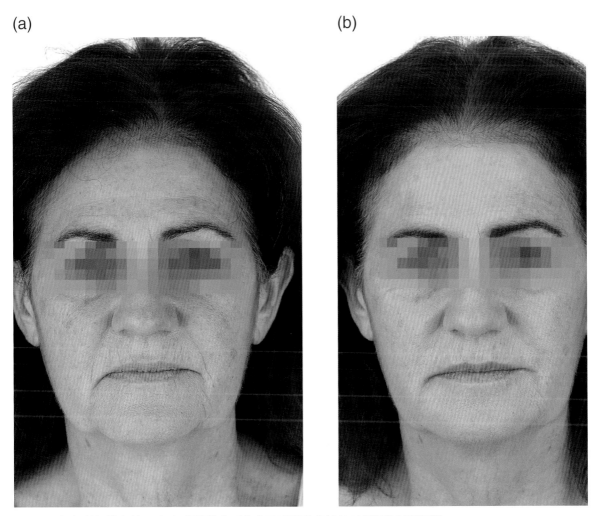

图3.7 （a）颞部填充前。（b）颞部填充后将丰盈透明质酸材料双侧深注射到颞部

可变。

对于浅表（皮下）颞部注射（图3.8），建议使用钝针（22G或至少25G）。颞部皮肤的隆起将疏松结合的皮下脂肪组织（第2层）与颞浅筋膜（第3层）分开，并突出目标注射空间。主要是HA且体积较小的产品使用容量（低G′，高Tanδ）（图3.9）或高度稀释的CaHA（1∶1）（图3.10）。可以使用各种注射通道，其中最常见的是：下（颧弓）、前（外眶缘）或后（发际线）。为了降低感染或血管损伤的发生风险，本章第一作者更喜欢垂直进针直接贴骨膜注射填充。应告知求美者，治疗区域的浅静脉可能会在几天内变得更加突出。

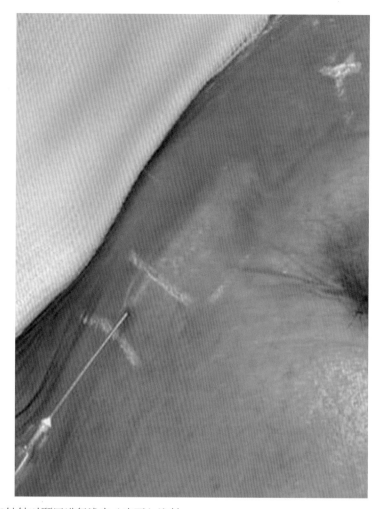

图3.8　使用22G钝针对颞区进行浅表（皮下）注射

　　一些同事还报道了使用钝针在颞浅筋膜和颞深筋膜深层之间注射填充物的成功案例[21]。这一层的关键结构之一是面神经的颞支，它可能会增加求美者在注射过程中的不适[21]。

3.2.3 安全考虑

　　在颞区注射填充物时，必须考虑解剖结构和层次以避免发生不良反应事件。以下结构具有重要意义：颞浅动脉、颞颞中静脉、颞深动

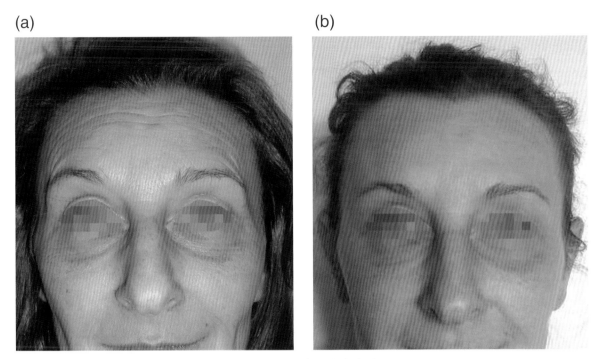

图3.9 使用钝针将HA填充剂注射到颞区皮下层（a）之前和（b）之后

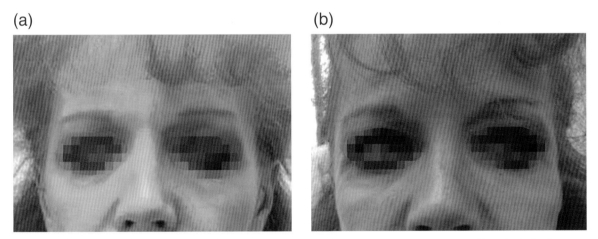

图3.10 使用钝针将高度稀释的羟基磷灰石钙（CaHA，1.0mL）注射到颞区皮下层（a）之前和（b）之后

脉和静脉以及面神经的颞支。虽然仍然很少见，但越来越多的失明被描述为发生在上面部进行注射填充术后[10,22]。因此，专业医疗人员在该区域注射时应始终牢记并避免这种严重并发症的发生，在颞浅筋膜周围使用钝针（至少25G或理想情况下为22G），并避免使用锐针[23]。

3.3 结论

上面部前额饱满度的缺失和颞部的凹陷是导致衰老外观的主要原因。容量恢复已被证明可以更有效地恢复面部年轻轮廓。医疗专业人员必须考虑将上面部作为一个整体治疗单位，并在治疗计划中突出全面部中上面部的精细化处理方案，为求美者面部外观年轻化的和谐改善增光添彩。

参考文献

[1] Cotofana, S., Fratila, A.A., Schenck, T.L. et al. (2016 Jun). The anatomy of the aging face: a review. *Facial Plast. Surg.* 32 (3): 253–260.

[2] Alghoul, M. and Codner, M.A. (2013). Retaining ligaments of the face: review of anatomy and clinical applications. *Aesthet. Surg. J.* 33: 769–782.

[3] Busso, M. and Howell, D.J. (2010). Forehead recontouring using calcium hydroxylapatite. *Dermatol. Surg.* 36 (Suppl 3): 1910–1913.

[4] Carruthers, J. and Carruthers, A. (2010). Volumizing the glabella and forehead. *Dermatol. Surg.* 36: 1905–1909.

[5] Carruthers, J.D., Fagien, S., Rohrich, R.J. et al. (2014). Blindness caused by cosmetic filler injection: a review of cause and therapy. *Plast. Reconstr. Surg.* 134: 1197–1201.

[6] Chen, Y., Wang, W., Li, J. et al. (2014). Fundus artery occlusion caused by cosmetic facial injections. *Chin. Med. J.* 127: 1434–1437.

[7] Claude O, Trevidic P. Injection of the temporal region and eyebrow. In: *Anatomy and Volumizing Injections*, 77–104. Expert2Expert Medical Publishing, Master Collection 2. http://expert2expert.co.uk/product/anatomy-volumising-injections-mcv2

[8] Lambros, V. (2011). A technique for filling the temples with highly diluted hyaluronic acid: the "dilution solution". *Aesthet. Surg. J.* 31: 89–94.

[9] Cotofana, S. and Gotkin, R.H. (accepted for publication)(2017 Aug). Letter to the editor on: high resolution magnetic resonance imaging of aging upper face fat compartments. *Plast. Reconstr. Surg.* E pub.

[10] Lee, S.K. and Kim, H.S. (2014). Recent trend in the choice of fillers and injection techniques in Asia: a questionnaire study based on expert opinion. *J. Drugs Dermatol.* 13: 24–31.

[11] Lorenc, Z.P., Ivy, E., and Aston, S.J. (1995 Sep–Oct). Neurosensory preservation in endoscopic forehead plasty. *Aesthet. Plast. Surg.* 19 (5): 411–413.

[12] Moradi, A., Shirazi, A., and Perez, V. (2011). A guide to temporal fossa augmentation with small gel particle hyaluronic acid dermal filler. *J. Drugs Dermatol.* 10: 673–676.

[13] Rohrich, R.J. and Pessa, J.E. (2007). The fat compartments of the face: anatomy and clinical implications for cosmetic surgery. *Plast. Reconstr. Surg.* 119: 2219–2227.

[14] Rose, A.E. and Day, D. (2013). Esthetic rejuvenation of the temple. *Clin. Plast. Surg.* 40: 77–89.

[15] Pavicic, T., Konstantin, F., Erlbacher, K. et al. (2017). Precision in dermal filling: a comparison between needle and cannula when using soft tissue fillers. *J. Drugs Dermatol.* 16 (9): 866–872.

[16] Ross, J.J. and Malhotra, R. (2010). Orbitofacial rejuvenation of temple hollowing with Perlane injectable filler. *Aesthet. Surg. J.* 30: 428–433.

[17] Shaw, R.B. Jr., Katzel, E.B., Koltz, P.F. et al. (2011). Aging of the facial skeleton: aesthetic implications and rejuvenation strategies. *Plast. Reconstr. Surg.* 127: 374–383.

[18] Breithaupt, A.D., Jones, D.H., Braz, A. et al. (2015 Dec). Anatomical basis for safe and effective volumization of the temple. *Dermatol. Surg.* 41 (Suppl 1): 278–283.

[19] Swift, A. (2015). One up, one over regional approach in "upper face: anatomy and regional approaches to injectables" found in the November 2015 supplement issue soft tissue fillers and neuromodulators: international and multidisciplinary perspectives. *Plast. Reconstr. Surg.* 136: 204S–218S.

[20] Philipp-Dormston, W.G., Bieler, L., Hessenberger, M. et al. (2018). Intracranial penetration during temporal soft tissue filler injection – is it possible? *Dermatol. Surg.* 44: 84–91.

[21] Sykes, J.M. (2009). Applied anatomy of the temporal region and forehead for injectable fillers. *J. Drugs Dermatol.* 8 (10 Suppl): s24–s27.

[22] Tan, K.S., Oh, S.R., Priel, A. et al. (2011). Surgical anatomy of the forehead, eyelids, and midface for the aesthetic surgeon. In: *Master Techniques in Blepharoplasty and Periorbital Rejuvenation* (ed. G.G. Massry, M.R. Murphy and B. Azizzadeh), 11–24. Springer.

[23] Hu, X.Z., Hu, J.Y., Wu, P.S. et al. (2016). Posterior ciliary artery occlusion caused by hyaluronic acid injections into the forehead: A case report. *Medicine* 95 (11): 1–4.

第4章

重塑眉形

B. Kent Remington[1], *Arthur Swift[2]*

[1] Remington Laser Dermatology Centre, Calgary, Canada

[2] The Westmount Institute of Plastic Surgery, Montreal, QC, Canada

4.1 概述

美丽的上面部有着极强吸引力的眶周复合体、年轻的眼睑和美观的眉形。许多文章已经描写了关于面部形态、种族、民族和文化偏好的眉形美学[1-5]。理想的眉弓具有挑战性且难以统一定义，因为它具有高度动态的个性化特征，不断变化的形状和位置，可以传达出无数的表情和情绪。眉形是一种浮动结构，其位置由额肌（上提肌）及其拮抗的下压肌（降眉肌、皱眉肌、降眉间肌和眼轮匝肌）的反向作用决定（图4.1）。最初它完全属于手术提眉术的领域，20世纪90年代美容A型肉毒毒素（BoNT）的引入使非手术注射在面部美容中发挥了重要作用。2003年，作者提出了将BoNT的剂量和位置个性化到这些模拟肌肉中的概念，同时用填充物支撑眉弓，通过调节而不是消除运动来提高效果，从简单的静态抬高到最终的动态眉弓塑造[6]。随着容量恢复和填充物的融合，美容医师对眉形轮廓艺术疗法的重要性的关注显著提升，并将该注射技术确立为美容最大化的关键要素。

Injectable Fillers: Facial Shaping and Contouring, Second Edition.

Edited by Derek H. Jones and Arthur Swift.

© 2019 John Wiley & Sons Ltd. Published 2019 by John Wiley & Sons Ltd.

Companion website: www.wiley.com/go/jones/injectable_fillers

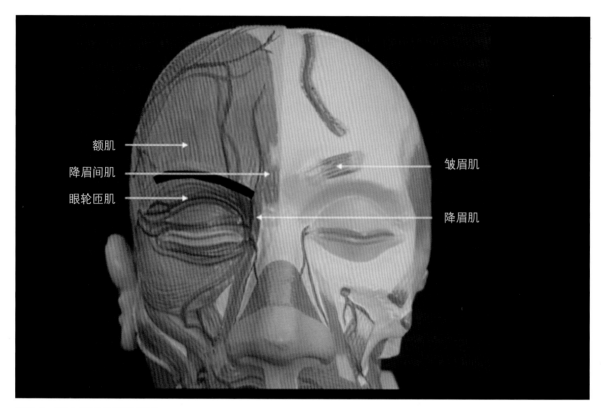

额肌

降眉间肌

眼轮匝肌

皱眉肌

降眉肌

图4.1 影响眉弓位置的肌肉

　　是否存在独特的眉形特征，如长度、高度和峰值位置或完全没有眉毛标志，对吸引力和感知性格产生深远影响。达·芬奇的《蒙娜丽莎》因没有眉毛和睫毛而引发争论，是世界上最著名、评论得最多的绘画作品。仅次于她神秘的微笑，几个世纪以来，她没有眉毛一直困扰着众多艺术爱好者。该作品从未完成且未签名，据说达·芬奇一直随身携带《蒙娜丽莎》，并不断努力修改直到10年后去世，这证实了他的信念，即"艺术永远不会完成，只会被遗弃"。

4.2　眉形老化

　　眶周复合体通常在30多岁时出现老化迹象，皮肤颜色一致性发生变化（图4.2）。使用3D表面成像对眶周老化的定量分析有一个矛

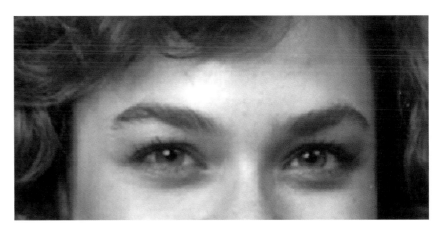

图4.2 年轻女性眶周衰老的早期迹象

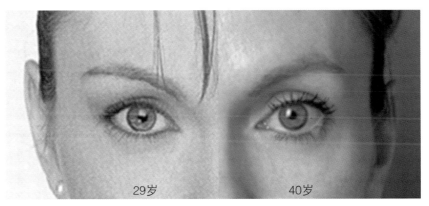

29岁　　　　40岁

图4.3 高加索女性29岁和40岁的上睑弧度（参见正文）的对比变化

盾的发现，即眉弓总容量随着年龄的增长而保持不变，但脂肪与肌肉含量的相对比发生了变化[7]。使用面部计算机断层扫描（CT）扫描的3D重建分析显示，软组织和肌肉体积减少，但脂肪含量增加。在年轻人中，眉弓体积的主要成分是软组织和肌肉，只有18%由脂肪组成。在更年长的求美者中，帽状腱膜脂肪垫［包括眼轮匝肌后脂肪（ROOF）］显著增加，占眉弓总体积的81%[8]。

随着年龄的增长，面部骨骼会出现可预测的再吸收，包括眶缘的上内侧和下外侧方面的扩张[9]。眼眶体积的增加加上眶内脂肪的相对减少导致上睑的峰值从内侧向外侧移动，并在白种人中形成A形框架或眉下凹陷（图4.3），有色人种的上睑体积减少（图4.4）。相关的

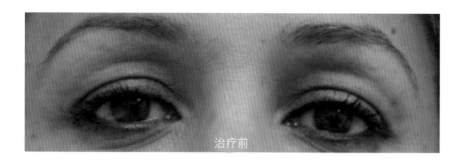

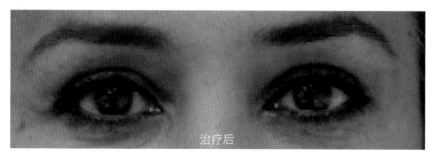

图4.4 一位上睑（眉下）凹陷的伊朗女性注射透明质酸前、后

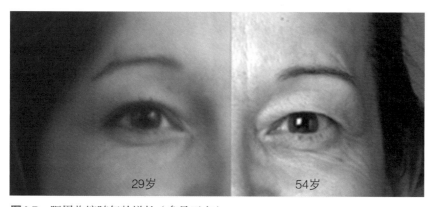

图4.5 眶周收缩随年龄增长（参见正文）

老化皮肤变化和光化性损伤（细纹、折痕、色素异常、萎缩）、软组织和肌肉层的体积减少和骨骼重塑会导致整个区域出现进行性通缩（图4.5）。眉弓失去丰满度，显得扁平，缺乏轮廓，使眶上缘显得更加突出。随着年龄的增长，额骨逐渐重塑，成熟个体的前额上部弯曲度增加，前额和眉间变平（图4.6）。结构和支撑的丧失可以通过眉弓的收缩来证明，这会导致眉下内眦区域的皮肤松弛。

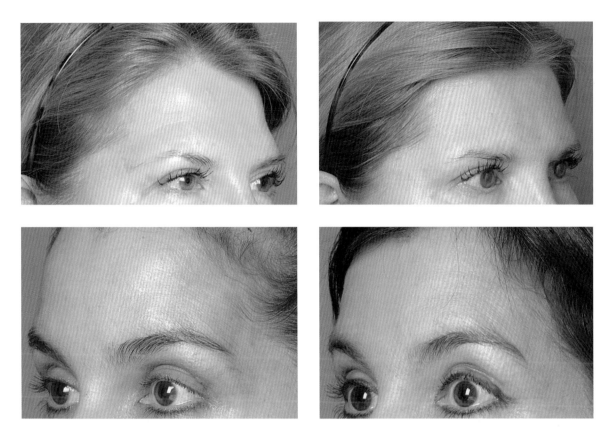

图4.6 透明质酸治疗前，以及治疗后前额上凸度增加和下前额变平

　　因此，衰老会导致眉毛位置和轮廓发生变化。虽然眉毛逐渐下垂并伴有皮肤松弛被认为是衰老唯一的方式，但由于额肌静态优势和骨性眼眶扩张的相互作用，眉弓实际上可以随着年龄的增长而上升（图4.7）。该区域的退化组织更容易受到下方肌肉拉力的影响（动态不和谐），导致整个眉毛的位置发生变化，如在老年人中所见。

4.3 眉部美学

　　眉弓位置和对称性是年轻的眶周区域不可或缺的组成部分，这仍然是塑造面部美感的最重要特征之一。尽管不同文化和历史时期的形状、厚度和位置各不相同，但一些基于性别的特定原则在眉弓审美方面仍然适用。

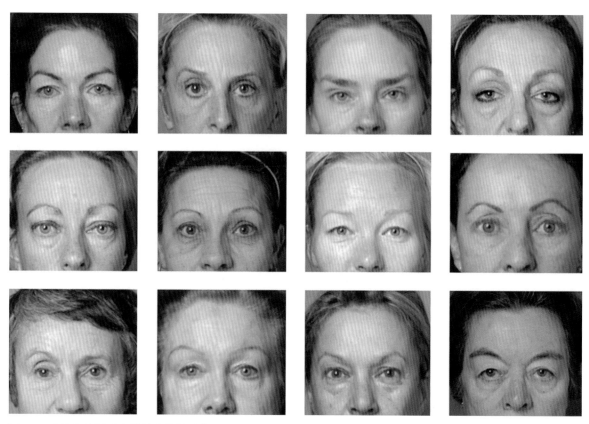

图4.7 成熟女性展示自然抬高的眉弓位置

　　眉弓是整个额头和颞部美学的重要组成部分，在眉弓年轻化中不应被忽视。美丽女性的前额从眉头到眶上嵴有一条平缓的凸曲线，从垂直方向测量角度为12°～14°，其高度测量的理想比例为面部的眦间距离（ICD）的黄金分割（Phi）值（图4.8）。与垂直方向成15°以上的扁平或倾斜眉弓通常是不受女性欢迎的；但对于男性来说，是可以接受的。虽然详细的描述超出了本章的范围，但是通过在帽状腱膜下注射填充物可以很容易地塑造出令人愉悦的前额凸面外观（图4.6）。

从覆盖眶上嵴的起点，ICD的phi（0.618）垂直于内眦上方，美丽女性的眉弓以10°～20°的角度向上横向倾斜，位于距骨缘上方的瞳孔的phi值高度。男性眉弓通常更扁平，沿眶上缘以0°～5°横向延伸（图4.9）。两性的理想眉弓长度不应超过1.618倍ICD与同侧鼻翼基部斜穿过外眦的线相交点。

女性眉弓的理想顶点位于眉毛长度（0.618）的黄金分割处，等于ICD。该峰值也可以通过从鼻翼基部与女性瞳孔外侧相切的线所穿过的点来确定。男性眉弓的拱形通常没有那么拱，并且在从鼻翼基底

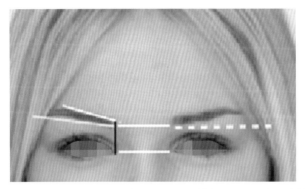

图4.8　黄金比例的女性眉弓（白色=1.0×、黑色=0.618×、黄色=1.618×）。眉间距离=内眦间距（ICD）；内眉垂直于内眦上方，高度为0.618倍ICD；眉头的上斜度为10°～20°；眉长为1.618倍ICD；眉峰的位置=内眦线的phi；眉尾高于内侧端；沿着整个眉弓长度提升丰满度，这在下侧眉的处理中是必不可少的

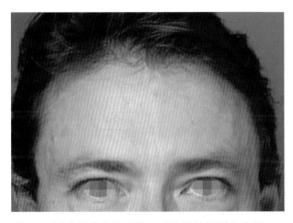
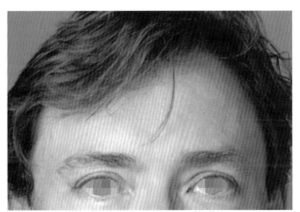

图4.9　用透明质酸处理前、后的男性眉形和位置

与虹膜外侧相切的线所穿过的点处有一个不太明显的峰。女性眉尾的高度应等于或略高于内侧段，而男性眉尾的高度变化较大。在前后（AP）视图上可视化眉毛的尾部在美学上是可取的，并且当求美者在镜子中观察自己时会高度赞扬眉部治疗的效果。颞窝过度凹陷是年龄增长的特征，女性面部可以恢复至轻微凹陷或扁平的外观，从而防止眉尾"消失在拐角处"。前额和颞部的填充内容在本书的第3章有详细介绍。

美丽的眶周区域展示了两性的整个眉弓和眉下区域的丰满度。这对于女性的眶上外侧缘尤为重要，以掩盖男性化的骨性特征。女性柔和的眉弓在临床中很容易识别和实现（图4.10）。虽然大多数男性都希望有一个突出的眶上嵴，但这个嵴的过度丰满会使女性脸上表达出阳刚之气。

年轻人的眉下区域表现出上睑丰满，上睑边缘有自然的弧线。几十年来，眼睑成形术包括去除突出的眶内脂肪垫以及多余的上睑皮肤。与求美者年轻时的形态相比，这通常会导致明显的"外观变化"，即过度地显露上睑，或凹陷的"手术"外观[10]。很明显，老化的下眉区域的容量填充是眶周年轻化的关键组成部分，无论是作为独立治疗还是与手术相结合的治疗。

4.4 重新审视眉部的治疗

通过使用锐针或钝针注射透明质酸（HA），可实现眶上眉弓和

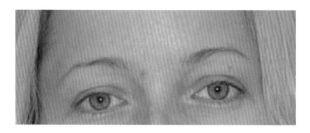
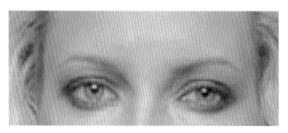

图4.10 结合使用肉毒毒素和透明质酸填充物，打造符合黄金比例的女性眉弓

上睑的丰满。由于结果的可靠性、一致性和可逆性，透明质酸是作者的首选产品。目标是在眉毛的整个长度上均匀填充分布，遮盖眶上缘，并塑造一个轮廓，使鼻根内侧有一个柔美且弧线流畅的轮廓。如果眉峰过高，感觉过于凶悍，在眶上嵴上注射HA会使眉毛微微向下压低。相反，在眶上嵴下注射HA，会使眉毛向上微调（图4.11）。这种效果类似于隆胸手术期间在乳头–乳晕复合体（NAC）上看到的效果，具体取决于植入物相对于NAC的最大投影位置。

作者描述了修饰眉形的五步填充方法，在此之前，人们使用肉毒毒素来修饰眉形（图4.12）。

（1）眉头下方骨膜上填充高G′产品，以提升和勾勒轮廓。

（2）在眉毛下方插入钝针注射中G′产品。

（3）带钝针的低G′产品，用于眉下凹陷或A形畸形。

（4）高G′产品用于眉尾上外侧眶缘骨膜。

（5）高G′产品或中G′产品，用于颞部凹陷和眉毛的侧尾位置。

4.4.1 眉头

由于滑车上动脉的存在，在该区域注射较高G′的填充物具有很高的风险，通常将填充物注射在皱眉肌的最内侧皱褶下方（见第1章）。填充物必须注射在远离折痕的骨膜上，最好是通过钝针注射技

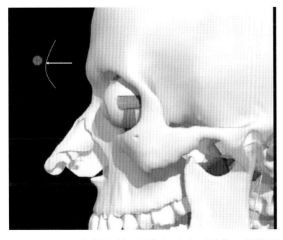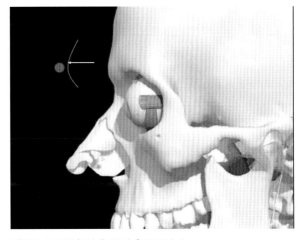

图4.11　眶上缘的注射可以使额头上下移位，具体取决于其相对于岬角的位置（参见正文）

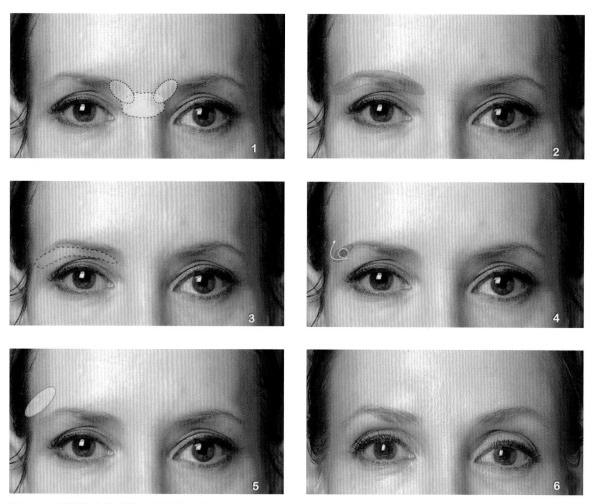

图4.12 眉部填充轮廓的五步填充法（1～5，见正文），以及最终结果（6）

术，尽管有经验的术者可以使用锐针注射，但此时必须回抽和缓慢注射。剂量为0.1mL就足够了，然后轻轻朝向鼻根塑形成流动弧线（图4.13）。

4.4.2 眉体

建议从外侧入路使用27G或更粗的钝针，选择中G′ HA填充物。钝针的首选入口应覆盖外侧眶上缘骨膜上横向行针，退行注射填充，边注射边观察并按摩塑形。然后，该进针点可用于向眉间凹陷注射低G′的产品，从而降低由于下方骨骼的悬臂效应而导致眼球受伤的可能性。用另一只手的拇指和食指隔开眉毛，通常需要0.2mL的中G′ HA填

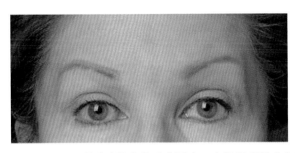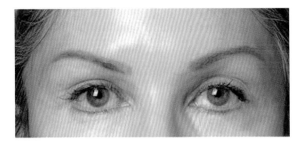

图4.13　用透明质酸填充物治疗眉头，在鼻根处形成自然的弧线

充物才能获得令人满意的轮廓（图4.14）。在眉稍的预定区域稍微多填充一点儿，然后用凉爽的超声凝胶轻轻塑形，可以创造出美观的效果。

4.4.3　眉心容量缺失

如前所述，作者的经验表明，眉下区域的凹陷可能表现为A形畸形，常见于高加索人，或在上睑上方形成一个完整的新月体凹陷，这种情况更常见于亚洲人、有色人种和地中海血统的人。眉下上睑凹陷的注射应使上睑丰满，恢复上睑饱满的自然弧线（图4.15）。

上睑凹陷最好用低G′ HA填充物处理，它很容易在眶上嵴下方扩散和成型。选择适当长度的钝针以到达内眦区域，并选择合适规格（27G或更粗）的针尽量减少穿透该区域重要结构（如血管、眼球）的风险。在眶外缘上方破口进针并将钝针从骨缘悬吊出来行针，可以防止无意穿透中隔后。这是至关重要的，因为HA在眶隔后面的无意填充会导致反复和持续的眶周水肿等不良反应。钝针必须以很小的阻力和最轻的疼痛感推进，在紧邻眶上骨下方的眉下区域的皮下平面中滑动（图4.11）。手指触诊配合感知和监控针尖的位置和推注量，同时轻轻地按摩塑形。可以沿着上睑睫状缘的弧度重新塑造年轻的褶皱。在治疗期间，注射器可与留在原位的钝针分离，让求美者保持直立位以评估美学效果和是否需要进一步改进。

作者更喜欢在眶周区使用将低G′ HA以1∶1的比例与利多卡因或生理盐水相混合，从而为HA提供所需的水合作用，限制治疗后的肿胀。

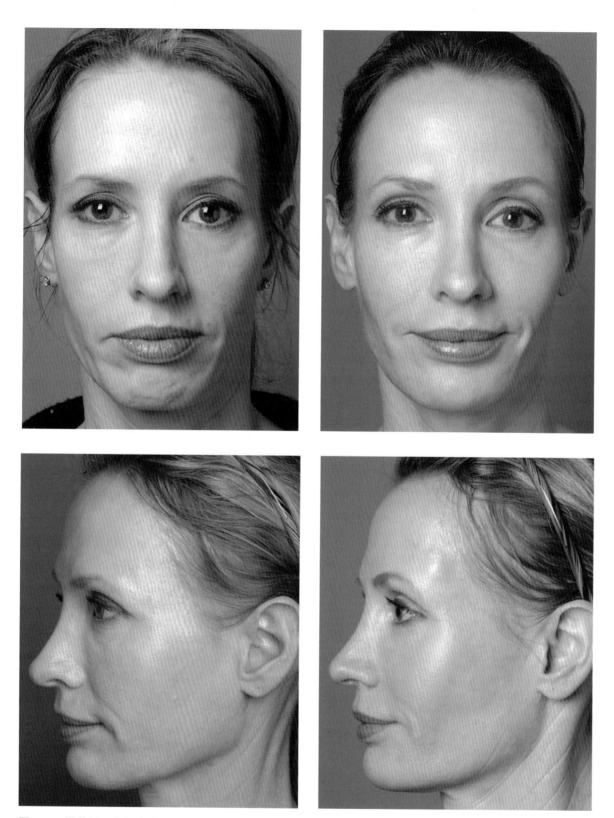

图4.14 沿着眉毛的长度填充到眉体，是全面部"美容"综合治疗的一部分

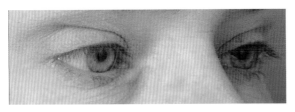 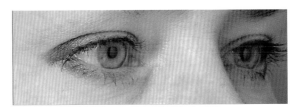

图4.15　用透明质酸处理眉下区域，形成与上睑睫状缘弧度相同的自然褶皱

4.4.4　眉尾（垂直提升）

　　眉尾的位置和可见程度对该区域的整体美学至关重要。通过锐针或钝针将较高G′的HA填充物注射到眶上缘可以使该区域产生理想的丰满度，并垂直抬高凹陷的眉尾，从而在眉弓上形成更尖锐的眉峰（图4.16）。通常，0.1~0.2mL足以达到此效果。该区域的丰满度可能会加剧先前存在的相邻颞部的凹陷，在增加外侧眉下眶骨性结构的体积时必须始终考虑对其进行填充修饰。

4.4.5　眉尾（横向提升）和太阳穴

　　如果抬高并横向张开的眉尾是所需的美学，那么为软组织缺失凹陷的颞部填充增加容积也是必要的（图4.17）。安全填充矫正颞窝凹陷，同时具有抬高并延长眉尾的效果。重塑眉弓只有通过对该区域的注射解剖结构的深入了解才能实现。为了眉弓尾部塑形，颞部注射是垂直向下朝向骨骼的单次穿刺，在颞融合线向上1cm，横向1cm，平行于眶上缘（一个向上，一个上方）注射，如在第1章选择具有高G′或中G′和黏性特征的透明质酸（HA），目标是通过单次注射如搭建"篷架"和"篷布"一样来"重新填充"起颞部凹陷。

　　通常，需要0.3~0.6mL来获得令人愉悦的轮廓，同时重塑眉尾形态。读者可参阅第1章面部解剖学相关内容，以深入讨论作者首选的治疗方法。求美者满意度为高，眉毛不是消失在拐角处并落入颞部的凹陷处，在照镜子时就可以看到美丽的眉尾。女性颞部填充的美学目标是保持颞部区域平坦或略微凹凸的曲线。过度的凸起意味着肌肉质量大，是必须要避免的男性化特征。

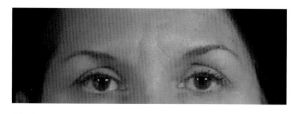
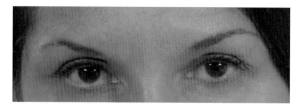

图4.16 通过眉下注射透明质酸治疗A形畸形。同时将填充物注射到外侧眶骨上使眉尾抬高（参见正文）

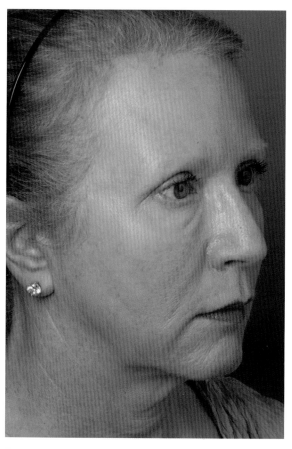
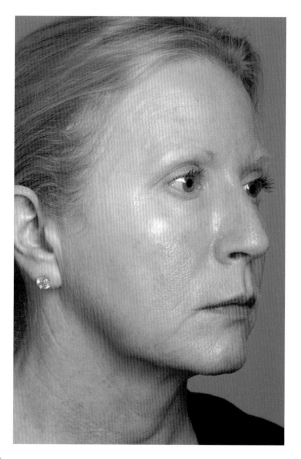

图4.17 用填充物治疗颞部凹陷使眉尾和外眼角向上抬高

4.5 总结

如果说眼睛是心灵的窗户，那么眉弓就是人性、情感、个性的支架。随着长期的习惯加上遗传，即使在休息时也会出现皱着眉头的负面情绪表达，在动态时更为明显，容易呈现出愤怒、担忧、沮丧、烦恼、紧张的表情，这种表情通常与求美者的实际行为没有什么关系。近30年以来，A型肉毒毒素一直被用于改善眉间纹，以试图缓和求美者严肃的表情。在A型肉毒毒素应用早期，大多数美容注射没有利用眉间复合体的解剖学研究以及这些肌肉对眉弓内侧头部位置的可动态变化进行调整（目的是消除皱眉纹而不注意治疗后眉毛的形态）。导致"僵尸眉"成为新常态。在20世纪90年代后期，注射专家开始使用A型肉毒毒素提升眉弓，以创造出所谓的"肉毒毒素"提升眉，通过放松降眉肌群，使额肌对眉弓位置的静态提拉占主导地位。从2003年开始，作者开始通过精确注射肉毒毒素"塑造"眉毛，然后添加HA填充剂来支撑和增容加强塑造眉毛，并在2010年结合钝针，并通过设计、选择、重新创造女性眉毛的黄金分割比例来为眉毛塑形。

随着年龄的增长，暴露于紫外线和红外线的辐射下、习惯性吸烟以及接触污染导致面部皮肤老化的速度比深部肌肉老化、韧带老化的速度更快。眨眼、眯眼和面部表情的重复运动进一步加剧了面部结构衰老，导致眉弓位置和运动的状态不和谐。至于面部的其他部位，填充物和肉毒毒素的联合使用可以使眉弓区域恢复年轻化的比例、和谐和平衡。

女性求美者的眉弓女性化是更有价值的修复项目之一，因为她们通常不知道眉弓的位置和形状可以有逐渐负面的变化。即使在那些"赢得基因DNA抽签"的面孔中，塑眉会进一步增强面部的和谐、平衡和比例。眉部塑形不再是独立的治疗项目，非手术塑眉最好通过肉毒毒素和填充剂的协同作用来完成（图4.18）。

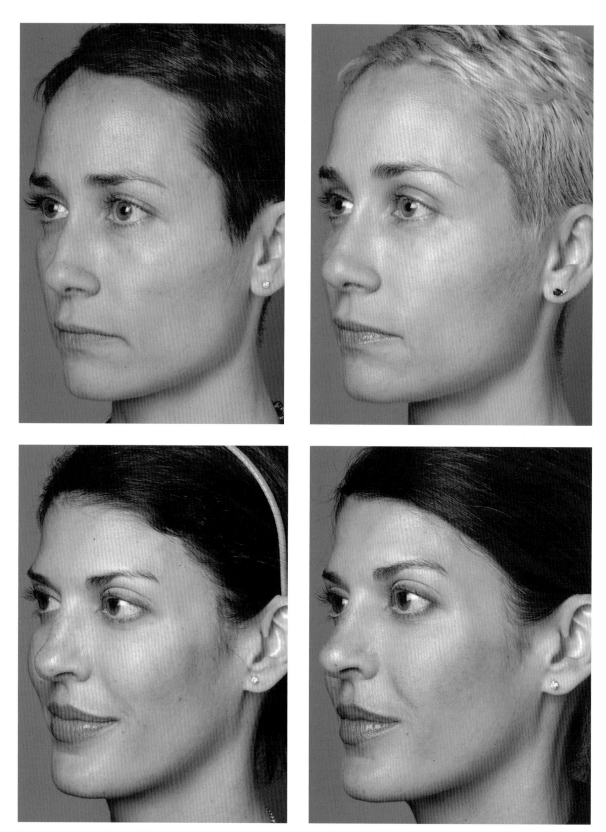

图4.18 眉弓塑形和定位作为面部"美容"综合治疗的一部分

参考文献

[1] Delyzer, T.L. and Yazdani, A. (2013 Fall). Characterizing the lateral slope of the aging female eyebrow. *The Canadian Journal of Plastic Surgery* 21 (3): 173–177.

[2] Schreiber, J.E., Singh, N.K., and Klatsky, S.A. (2005 Jul–Aug). Beauty lies in the "eyebrow" of the beholder: a public survey of eyebrow aesthetics. *Aesthetic Surgery Journal* 25 (4): 348–352.

[3] Yalcinkaya, E., Cingi, C., Soken, H. et al. (2016 Feb). Aesthetic analysis of the ideal eyebrow shape and position. *European Archives of Oto-Rhino-Laryngology* 273 (2): 305–310.

[4] Baker, S.B., Dayan, J.H., Crane, A., and Kim, S. (2007 Jun). The influence of brow shape on the perception of facial form and brow aesthetics. *Plastic and Reconstructive Surgery* 119 (7): 2240–2247.

[5] Alex, J.C. (2004 Aug). Aesthetic considerations in the elevations of the eyebrow. *Facial Plastic Surgery* 20 (3): 193–198.

[6] Remington, K.; Swift, A., Brow shaping with botulinum toxin. Presented at the Allergan F.A.C.E. Symposium, Las Vegas, 2003.

[7] Camp, M.C., Wong, W.W., Filip, Z. et al. (2011). A quantitative analysis of periorbital aging with three-dimensional surface imaging. *Journal of Plastic, Reconstructive & Aesthetic Surgery* 64: 148–154.

[8] Papageorgiou, K.I., Mancini, R., Garneau, H.C. et al. (2012). Paradoxical finding: female eyebrow fat pad volume increases with age. *Aesthetic Surgery Journal* 32 (1): 46–57.

[9] Shaw, R.B. Jr. and Kahn, D.M. (2007). Aging of the midface bony elements: a three-dimensional computed tomographic study. *Plastic and Reconstructive Surgery* 119: 675.

[10] Ciuci, P. and Obagi, S. (2008 Aug). Rejuvenation of the periorbital complex with autologous fat transfer. *Journal of Oral and Maxillofacial Surgery* 6 (8): 1686–1693.

第5章

眶周年轻化

Arthur Swift[1], *Herve Raspaldo*[2]

[1] The Westmount Institute of Plastic Surgery, Montreal, QC, Canada

[2] Private Practice Facial Surgeon, Geneva, Switzerland

5.1 眶周美学

眶周复合体（POC）由眉毛和眶上缘、眉下区和上睑、外眦、下睑和眶下缘/上面颊交界处组成（图5.1）。无论种族与民族，眶周复合体的美丽（图5.2）都取决于眶周容积的丰盈，即眉下区域和上睑沟的丰满度。眉毛下脂肪均匀分布，略突起遮住眶上缘，丰满的上睑沿着上睑睫状缘勾勒出自然优美的弧线。眉毛美学在第4章中有详细的介绍，本章不再赘述。理想的眶周轮廓显示出轻微的下睑缘凸起，略微的垂直高度，圆润地过渡了眼眶下的边缘。年轻富有美感的外眦区域轮廓光滑，略凹，无骨性边缘显露，比内眦略高5° ~ 10°，与睑裂形成轻微的上斜。虹膜下方应该没有或有少许的巩膜显示，以及渐进平滑的眼睑和脸颊过渡。因此，和谐的眶下区域呈现出青春的单一凸面（正向量），皮肤光滑、紧实，富有弹性。

Injectable Fillers: Facial Shaping and Contouring, Second Edition.

Edited by Derek H. Jones and Arthur Swift.

© 2019 John Wiley & Sons Ltd. Published 2019 by John Wiley & Sons Ltd.

Companion website: www.wiley.com/go/jones/injectable_fillers

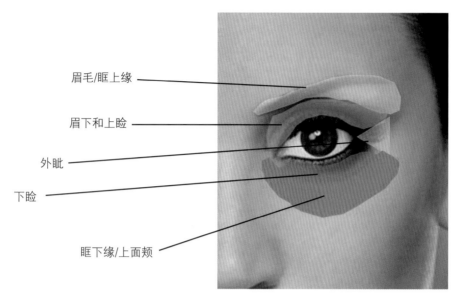

眉毛/眶上缘

眉下和上睑

外眦

下睑

眶下缘/上面颊

图5.1 眶周复合体的美学单位

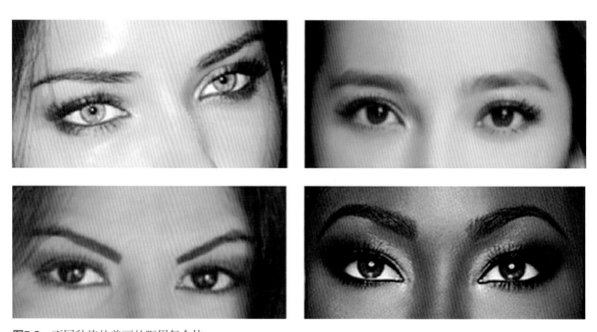

图5.2 不同种族的美丽的眶周复合体

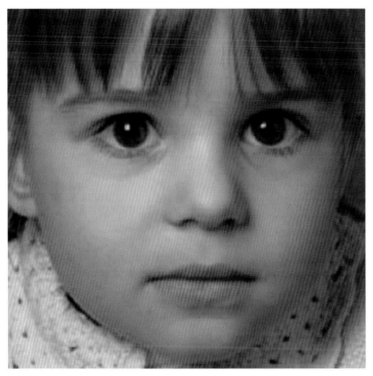

图5.3 儿童期先天性假性"泪沟"（照片由K. Remington博士提供）

泪沟在儿童时期作为眶下解剖的遗传表现可能很明显，因此不是真正的缺陷（图5.3）。通常所说的"泪沟畸形"实际上是解剖学上的衰老性脂肪萎缩流失所致，早在30岁，开始衰老的脂肪萎缩就导致容量减少性流失。泪沟部位衰老的特点是眶下区域的色调和纹理变化以及凹陷、阴沉及呈现闷闷不乐的外观，使人看起有疲惫和衰老的感觉。

眼睑不仅在保护眼球免受外来物质的侵害、协助视觉调节和保护视网膜免受过度强光照射方面发挥着至关重要的作用，而且对整体面部美观也有着不可估量的贡献。我们与人打招呼时的自然倾向是先进行眼神交流（也许是对评估朋友或敌人的进化反应），然后我们的目光从凝视眼神交流转向边缘扩散开来[1]。由于眶周复合体结构的复杂性，用填充物或自体脂肪进行容积补充是非常具有挑战性的。任何隐藏在薄薄皮肤下的小的不规则形状或肿块不仅立即可见，而且可能干扰眼睛表达惟妙惟肖的动态表情（眨眼、微笑等）。当然，详细地了解基础解剖结构对于避免注射意外栓塞导致失明是至关重要的。

本章介绍了一种系统评估和随后注射透明质酸（HA）填充剂治疗眶周凹陷的算法，该算法基于泪沟解剖和凹陷的程度、"更安全"的注射平面以及覆盖皮肤的质量（色调和纹理）。这种算法是以更好地理解衰老过程和容积萎缩流失的生理学，对现有衰老迹象进行更详细的临床评估，以及对个体解剖变异的鉴定和眼眶周围年轻化对整体中面部美的贡献。

5.2 眶周解剖

三维立体的面部呈心形，因为它涉及功能解剖学和体积。面部的每一层对面部形态都有其特定的影响。因此，对于注射专家来说，在选择适当的技术来矫正面部不美观之前，确定哪一个解剖单位是导致面部不美观的关键。面部肌肉被深层脂肪和皮下软组织包裹，覆盖着不规则的面部骨骼，每个求美者的面部骨骼都很不一样。在脂肪含量、骨厚度、神经和血管的走向，以及腮腺的突出等方面可有差异。不同厚度的脂肪必须和谐地填补在面部，才能达到靓丽、年轻的外观。

面部肌肉起源于一个共同的胚胎——第二鳃/咽弓，由第Ⅶ颅神经支配，分为表层和深层。面部肌肉包括枕额肌、颞顶肌、前额肌、鼻肌（横向和扩张鼻部分）、鼻中隔降肌、眼轮匝肌、皱眉肌、降眉肌、降口角肌、颧大肌和颧小肌、上唇提肌、下唇提肌、颊肌（微笑辅助）和颏肌等（图5.4）。面部肌肉非常薄（1～2mm），长而扁平，并且位于紧贴它们所附着的上覆皮肤的下方（如眼轮匝肌）。在这个浅层的深处，是更短、更强壮的肌肉，深、浅层肌肉协调表达21种不同的情绪状态[2]。

眼轮匝肌是唯一能够使眼闭合的肌肉，由眼睑和眼眶组成。促进泪液泵入泪囊的泪道部分可能代表睑板前和眼轮匝肌的延伸。肌肉在从内眦到内侧虹膜的泪槽起点处，以及在其侧向插入眼睑缝处的骨膜处，牢固地附着在骨膜内侧。泪沟韧带是在眼轮匝肌的眼睑和眼眶部分之间发现的真正的骨皮肤韧带，并有助于突出以其名称命名的"畸形"[3-4]。更外侧的眼轮匝肌保持韧带（眼眶韧带）是另一个真正的面部保持韧带，因为它起源于眼轮匝肌的骨膜，并穿过眼轮匝肌插入

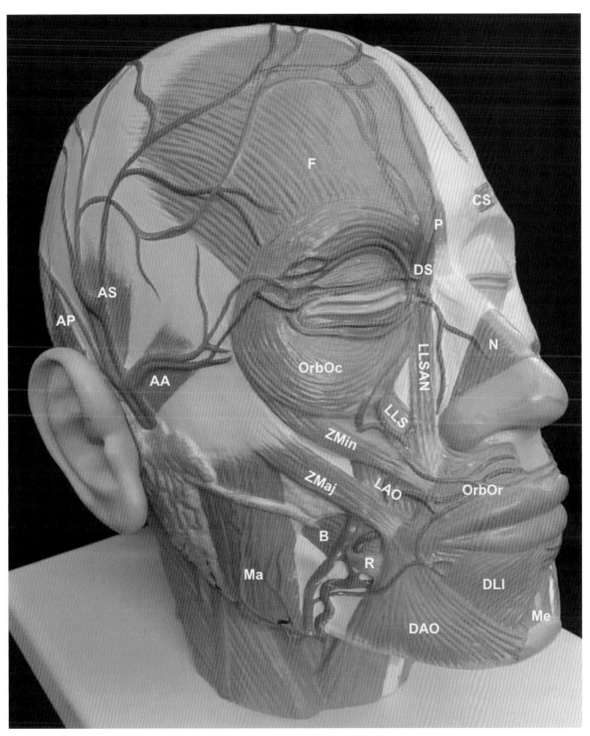

图5.4　面部肌肉：F，额肌；P，降眉间肌；CS，皱眉肌；DS，降眉肌；OrbOc，眼轮匝肌；LLSAN，提唇上鼻翼肌；N，鼻背肌；AP，耳后肌；AS，耳肌；AA，耳前提肌；ZMin，颧小肌；ZMaj，颧大肌；LLS，上唇提肌；LAO，口角提肌；B，颊肌；R，笑肌；Ma，咬肌；DAO，降口角肌；DLI，降下唇肌；Me，颏肌；OrbOr，口轮匝肌

到眼睑–脸颊交界处的皮肤中。然而，大多数韧带是非依附性的，飞行员眼镜形状的眼轮匝肌在内侧和外侧眼轮匝肌下脂肪（SOOF）上滑动，从而可以在闭合眼睑时进行括约肌动作（图5.5）。正是在这个深层脂肪垫（SOOF）中，合理地填充精确适量的 HA（或脂肪）可以重建年轻的眼眶周围和眼睑下轮廓[5]。同样，内侧眼轮匝肌牢固地黏附在下面的眶下骨缘上，在这个区域骨膜上注射填充物导致其上软组织容量增加，这一点将在本章后面进一步描述。眼睑没有皮下脂肪，而颧脂肪垫由一层厚厚的皮下脂肪组成，从颧骨隆起一直延伸到鼻唇沟。

　　眼眶周围的血管解剖区是动脉和静脉的危险区，代表颈内动脉和颈外动脉系统之间的汇合。眼动脉的终末皮支包括眶上动脉（SOA）、滑车上动脉（STA）、鼻背动脉和泪动脉的颧动脉分支。这些动脉与颈外动脉系统有许多吻合：表面颞动脉与SOA和/或STA相吻合，面横动脉和颞深动脉与颞下动脉的颧支相吻合，眶下动脉和角

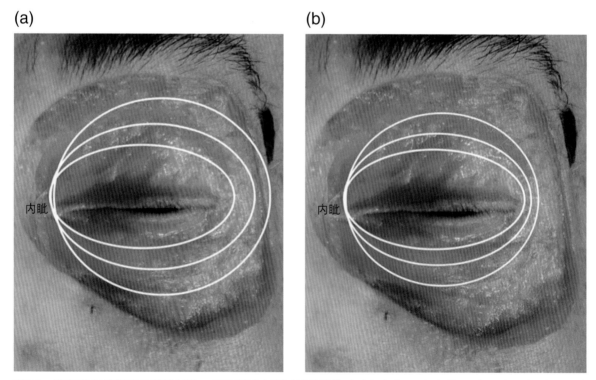

(a)　　　　　　　　　　　　　　　　(b)

图5.5 飞行员眼镜形状的眼轮匝肌，显示眼睛内侧区域骨性粘连（灰色）。（a）静止时。（b）括约肌收缩期间

动脉与鼻背动脉相吻合。注射专家必须注意，眶下孔及其神经血管束位于眶下骨缘以下5～10mm，大约位于内侧虹膜的垂直水平（80%）或更远侧至瞳孔中部（20%）[6]。在眶下孔下方有一个上方呈倒漏斗状的骨头罩，保护这些重要结构不受侧向接近的钝针的影响，但是由于上颌骨的倒漏斗形状，从下方入路，钝针或锐针很容易进入眶下孔（图5.6）。眼眶周围的静脉系统同样复杂多变。

　　中面部老化的治疗在其他章节中也有介绍。然而，必须强调的是，在治疗中面部区域时，注射必须考虑到面动脉从下颌骨下方正好进入咬肌的前缘（图5.4）。然后，这条主动脉在面部表情肌下的颊肌上向鼻唇沟顶部的上颌梨状区深处走行。它与角动脉汇合进入眼眶周围的颈内动脉系统分支。

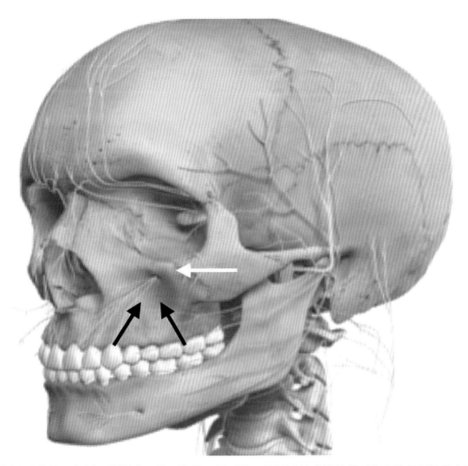

图5.6　上颌骨形状像一个倒置的漏斗，其顶点位于眶下孔。使用钝针或锐针从下方入路很容易进入眶下孔（黑色箭头）。在神经血管束和眶下孔下方，用钝针从外侧入路（白色箭头）进针是内侧眶下注射填充的更安全的技术

5.3 眶周衰老的病理生理学

在描述眶周老化的临床表现时，关于眶下区域的命名令人困惑。作者更喜欢使用术语"泪沟"来指代从内侧眼角到内侧虹膜的中空凹槽（在眶下缘下方结束）（图5.7）。眶下新月形或弧形凹陷是指沿整个眶下缘存在的C形凹陷（译者注：睑颊沟）。本章中的术语"鼻颧颊沟"（译者注：我们习惯称印第安纹）是为眼睑–脸颊交界处下方延伸并覆盖眶颧骨的交界处眶颊韧带上。"眶下凹陷"一词是指老年高加索人典型的上眼眶A形畸形（图 5.28b），以及亚洲老年人和伊朗人常见的泛上睑体积减少（图5.29a）。

衰老的主要迹象之一是组织的外观下垂[7]，既明显又真实。对眼眶周围和中面部老化的观察表明，几乎没有上睑不下垂（下降）的眼睑–脸颊交界处或上中面部。这种明显的下降现象可能是由于肤色和肤质变化的对比造成的[8]。无论复合环境因素如何[9]，其余所有解剖层的变化包括骨吸收和重塑、皮质胶原和弹性蛋白丧失、韧带结构拉伸、肌肉变薄和脂肪隔室体积丧失。

泪沟的老化是多种因素共同作用的结果，包括动态变化和体积变

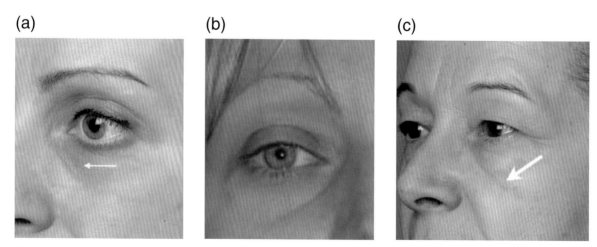

图5.7 （a）泪沟。（b）眶下凹陷或新月形。（c）鼻颧颊沟（参见正文）

(a)　(b)

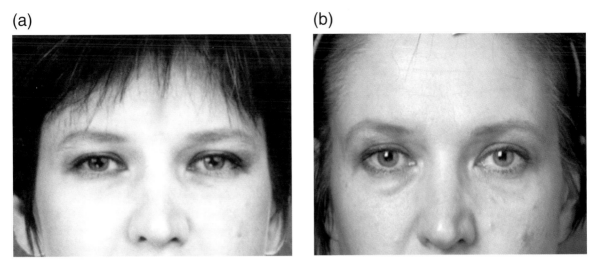

图5.8　（a）年轻女性，有靓丽紧实的眶下外观。（b）随着年龄的增长发展为下睑眶内脂肪疝出（"眼袋"）（经K. Remington许可转载）

化。除了紫外线照射、空气污染、吸烟和有害压力的影响之外，薄薄的眼睑皮肤受到眨眼/眯眼的重复手风琴式收缩（每小时大约1200次）。泪沟区域由下面的肌肉组织（上唇提肌的起源，睑板前肌眼轮匝肌的起点）、浅层脂肪垫和深层（SOOF）脂肪间隔组成，所有这些组织都会随着年龄的增长而萎缩。上覆皮肤中发生衰老性色素和纹理变化进一步加剧了这一点。静态皱纹和动态皱纹因此加强了眶周皮肤下眼轮匝肌的收缩。下睑眶内脂肪疝出，导致"眼袋"出现（图5.8）[9-13]，给人疲劳的外观，与松弛变薄、弹力减弱的眶隔膜和眼轮匝肌有关。

如前所述，年轻的下眼眶区域是从眼睑到脸颊的单一的稍微凸起的曲线。随着年龄的增长，出现双凸，下睑皮肤因为老化及体液潴留在颧骨突出部位而出现松弛结节（图5.9）。导致颧骨区域水肿的病因有很多，包括淋巴引流减弱和SOOF通过眼轮匝肌的裂口或间隙脱垂，导致该区域的体液泵出效率低下[14]。

上眼眶周围区域的老化可能反映了软组织的萎缩以及眶骨的吸收，从而导致下垂外观[15]。三维表面成像对眼眶周围老化的定量分析显示，在28年里，上内侧眼眶、鼻颧颊沟和眼睑–颧骨交界处的脂肪平均损失0.8mL[16]。上睑弧度发生改变，峰顶从内侧移动到中心位置

(a)

(b)

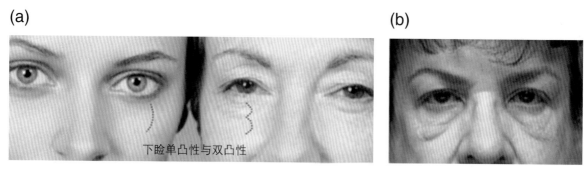

下睑单凸性与双凸性

图5.9 （a）下睑凸度随年龄的增长而变化。（b）眶下松弛结节

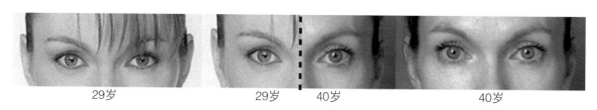

29岁   29岁   40岁   40岁

图5.10 随着年龄的增长，上睑弧度发生变化，表现为从内侧到中心位置的高峰运动。中间的图形显示了两边不同年龄的比较（经K. Remington许可转载）

（图5.10）。皮下脂肪的减少或缺乏通常会导致眼眶呈现老化的特征性的憔悴和不吸引人的外观。有趣的是，使用CT扫描的三维重建分析表明，女性眉脂肪垫体积随年龄的增长而增加[17]。眉毛总体积没有变化，因为软组织/肌肉体积的减少被脂肪体积的增加所抵消（老年女性眉毛体积的81%由脂肪构成）。因此，眉毛失去其丰满结构并显得干瘪，造成眶上缘突出和上睑皮肤松弛症（图5.11）。

通常，成人的面部衰老以颅面骨骼大小的水平增加为标志，包括头围、长度和颧骨宽度[18]。这可能与面部前部高度的变化同时发生[19-23]。前后向（矢状面）的变化是复杂的，支撑面部骨骼的大小往往会萎缩、减小，可能与牙槽骨的变化有关[24]。具有重塑倾向的区域包括中面骨骼，特别是上颌骨。鼻子的梨状体区域向后和向上退缩，眶缘的上内侧和下外侧面向外"扩张"（图5.12）[25]。随着年龄

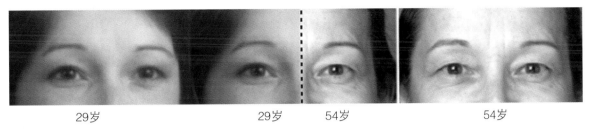

|29岁|29岁　54岁|54岁|

图5.11　眉下组织丰满度的丧失导致眉骨突出于眶上缘。中间图显示了两边不同年龄的比较（经K. Remington许可转载）

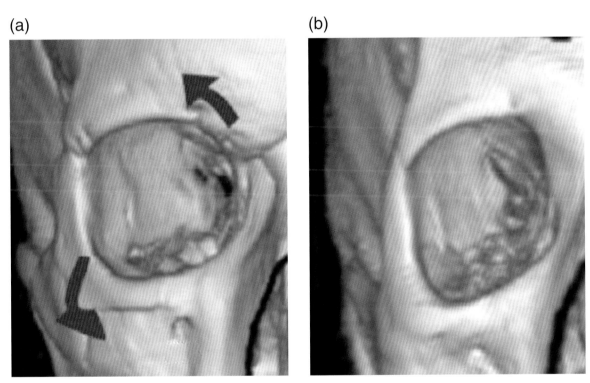

图5.12　从（a）青年到（b）老年的眼眶扩张。眶下孔

的增长，眼眶孔径的增大导致老年性眼球内陷，加之下睑弹性下降、松弛，难以紧密地包裹眼球，表现为下睑松弛外翻、球结膜外露（图5.13）。眉毛相对要高于眼球的位置，这侧面证明了眶骨的扩大（图5.13、图5.14）。伴随着骨重建的外眦韧带的松弛、下移也会导致年轻时内眦到外眦5°~10°的倾斜度逐渐变平（图5.14）。这种变化有

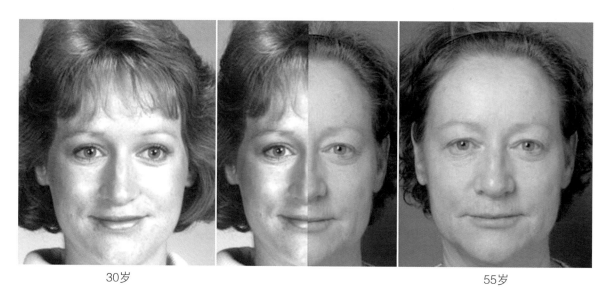

30岁　　　　　　　　　　　　　　　　　　　　55岁

图5.13　老年性眼球内陷伴下睑松弛外翻（经K. Remington许可转载）

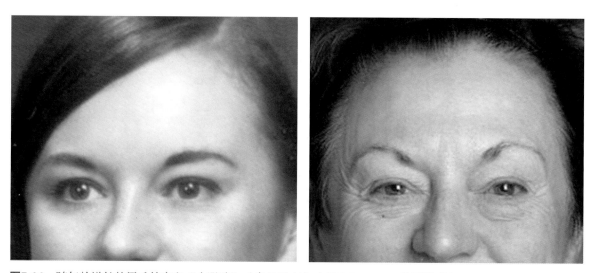

图5.14　随年龄增长的眉毛抬高和"小眼睛"（参见正文）（经K. Remington许可转载）

种族差异，应该注意，在非裔美国人中，有一个更大的相对下降的外眦复合体[26]。此外，眼轮匝肌的老化松弛也进一步影响着眶周皮肤（"动态不和谐"），导致斜视、角膜暴露减少（"小眼睛"）与表情变化（图5.14）。

5.4　加强眶周区

年轻的面容通常被认为是美容干预追求的黄金目标，表现为五官丰满、轮廓平滑、渐变的过渡、具有适当凹陷或阴影的突出特征以及丰满而宽阔的中面部。然而，眶周区域的美学要复杂得多，因为它必须散发出年轻、美丽和放松的神情。至于所有的面部美容干预，恢复年轻化的面部，应该是在适当年龄的背景下——"呈现最好的自我"。创造美丽、创造青春，但推论可能不成立。25岁个体的"理想"面部体积在55岁时不合适，因为骨骼已经随着年龄的增长而重塑。因此，美容整形从业者需要关注比例和轮廓，同时保持在适合求美者年龄的审美范围内。重复或过度丰盈可能导致老年求美者出现难看的肿胀，由于吸湿性HA填充剂的存在，其边缘淋巴管的流量会因液体的积聚而进一步加聚局部肿胀反应。这一点在眶周区域最为明显，在该区域的薄皮肤下暴露了所选填充物的"特点"。眶周区域的美学轮廓需要有高超的技术（"妙手"），因为该区域注射不良反应的发生率最高，其中大部分与注射技术有关。

虽然眶周通常是面部第一个受到衰老迹象影响的区域，但泪沟矫正是中面部容积恢复的首要步骤[27-28]。立竿见影的年轻化效果和改善皮肤光泽度不仅对面部美学有显著的积极影响，而且对求美者求美动机、积极性和满意度也有显著的影响。因此，作者建议进行眶周年轻化时，首先评估和矫正任何伴随的中面部容积缺失（图5.15）。这可以成为使用肉毒毒素和填充物[29-31]进行全面、系统的全面美容治疗方案的一部分，从中面部恢复到眶周、口周年轻化，并最终重塑其他美学单位，如眉毛、眼眶、前额、鼻子和嘴唇等（图5.16）。在选定的病例中，中面部老化的典型特征是体积丢失，需要手术或非手术干预来解决求美者的需求，这取决于3种不同的策略：

（1）轮廓重塑的愿望（在有足够体积的情况下），通过除皱术和眼整形技术或在不太严重的情况下使用能量设备来进行。

（2）想要再填充的愿望（在软组织丢失或容量不足的情况下），通过自体脂肪移植或可注射真皮填充剂来解决[32-33]。

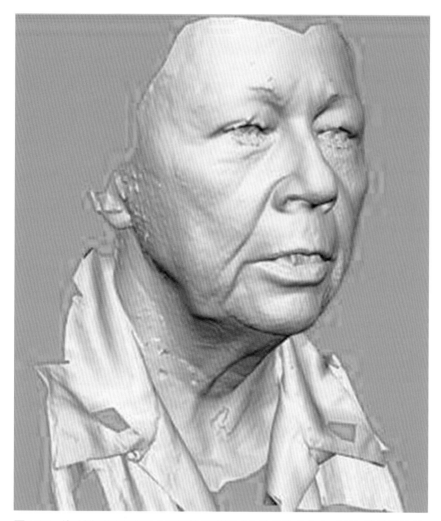

图5.15 单独矫正泪沟对于中面部体积明显减少的求美者产生不理想的美学效果

（3）希望通过激光治疗、化学换肤、真皮填充物或富含血小板的血浆注射来抚平皮肤皱纹的愿望。由于中面部体积增大在本书的其他地方也有涉及，本章将重点介绍作者在眶周区域注射HA治疗的经验。

眶周区域用注射填充剂矫正对医生的技术要求极高，是难度最大的区域，稍有不慎就会出现明显的注射后遗症，建议由经验丰富的医生操作。每种填充物都有自己的特点，部分填充物可因填充层次及量的不当或在眼轮匝肌重复收缩的压力下显露出来（图5.17）。相反，

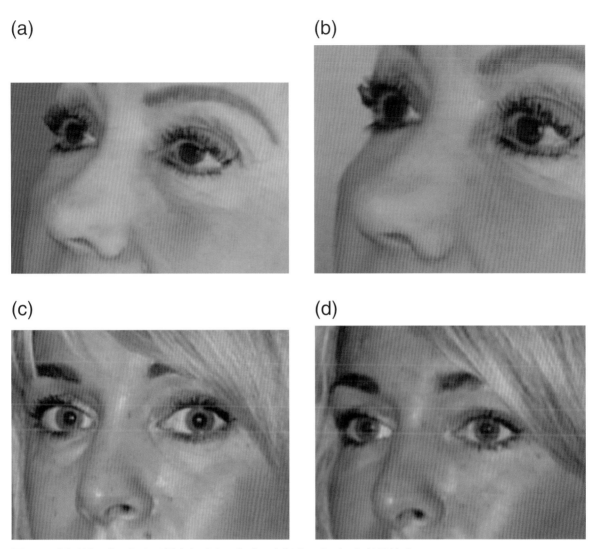

图5.16　同时矫正中面部和眶周容积减少，塑造一个阳光、美丽、年轻的外观

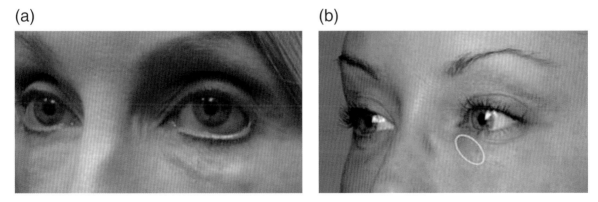

图5.17　（a）眶下区下睑外翻和注射结节。（b）眶下HA填充物导致丁达尔效应

眼眶周围区域是眉目传情最有神韵的面部美学区域，也是最值得治疗的区域，同时鼻子也是使用少量产品进行面部美容的最有效部位。

5.5 咨询及评估

在咨询中，全面的病史问询和体格检查对于取得满意的结果和避免不良事件是至关重要的。眶周水肿可能预示着潜在的全身性或局部性疾病，注射治疗可能会加剧这种情况。白天表现出短暂周期性肿胀的求美者，单侧或双侧，特别容易受到HA的吸湿作用的影响。临床医生应考虑在治疗疑似甲状腺相关眼病求美者之前进行甲状腺功能检查。皮肤问题（荨麻疹、红斑、酒渣鼻等）的回顾以及药物治疗史的问询是有必要的。虽然不是强制性的，但建议在可能的情况下治疗前1周停止使用活血化淤类药物是可取的，以免产生难看的淤伤。在必须维持使用抗凝剂的情况下，事先冷敷，注射后立即加压，选择钝针或细小规格的针头，以及安排注射时间并避免公开的承诺是可取的。收集的其他相关信息应包括一般视力史（近视或远视，是否需要矫正镜片）、干眼症或泪眼综合征的存在以及感染（睑缘炎、结膜炎、单纯疱疹）的频率。该区域的检查必须包括眼睑的标准评估（如上睑下垂、巩膜显示等），以及确定眼轮匝肌功能的"斜视测试"和确定下睑松弛的"皮肤快速回弹测试"（排除老年性外翻）。对于既往有已知产品注射治疗史的求美者，触诊可以预先判断是否存在可能与计划治疗有反应的残留填充物。作者认为，先前在该区域注射不确定来源或"永久性"填充物的病史可能被"扰乱和激活"，作为注射治疗的相对禁忌证。尽管人们在掩盖以前不充分的治疗方面已经取得了一些成功（图5.31c、d），但注入相对良性的混合HA仍可能引发现有产品的炎症。注射时还应注意任何以前的睑袋整形手术（经结膜或睑状下），可能已经改变了局部解剖结构（如黏附的血管、松开的韧带），并形成了一个坚硬的瘢痕床。

5.6 注射原理

　　下面描述的注射技术是基于作者20多年对真皮填充物的熟悉，以及在眶周整形手术方面的丰富经验总结。如前所述，由于明显的肿胀，眼周区域的治疗仍然具有挑战性，这是由求美者和技术依赖性决定的。作者认为，任何眶周HA注射修复轮廓应"矫正不足"，以允许填充物的亲水性能随着时间的推移完成矫正。将HA以1∶1的比例与利多卡因（1%或2%）或无菌生理盐水相混合，可以被认为是"水合"填充物，吸饱"所需求的水"，以尽量减少注射后肿胀。这可以等同于注射一个膨胀的湿海绵而不是干海绵。至少，应该注射最少量的HA，以避免几个月后呈现"融化"肿胀的湖蓝色现象（丁达尔效应）。透明质酸酶溶解多余的HA是有效的，但不可避免地导致可见的水肿的延长（1周）以及求美者和医生的焦虑。必须再次强调的是，眶周注射治疗应基于对该区域解剖结构的正确理解和注射药品性状的熟悉以避免发生即时和迟发的不良事件。

　　所选产品的生物物理特性（轻薄且易于扩散）和解剖区域（注射上或下活动轮匝肌）将确实决定最终结果。此外，注射可以改善常见的黑眼圈问题。后者是多种因素综合作用的结果，包括过量的色素、凹陷造成的阴影以及该区域的血管通过薄皮肤产生的类似丁达尔效应。修正轮廓（去除阴影）并在皮下微量平铺填充覆盖血管（隐藏丁达尔效应）可以改善黑眼圈的暗影（图5.18）。

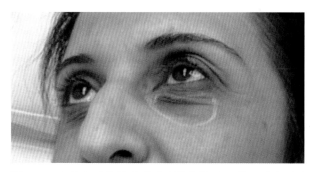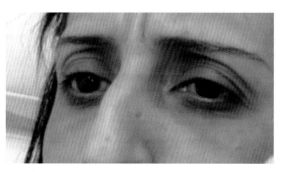

图5.18　在真皮下注射透明质酸填充物后，眼眶下黑眼圈立即明亮（参见正文）

5.6.1 泪沟治疗

如上所述，眼轮匝肌的特殊解剖结构表明，通过钝针或锐针对泪沟（内眦至内侧虹膜）进行深度充盈必须限于微量（＜0.1mL）（图5.19）。这是因为注射层次是肌肉内，并且由于反复的眯眼和眨眼的收缩，最终填充物会被"挤成球"（就像牙膏管从中间挤出来一样）。对于较深的泪沟，这意味着适当的矫正包括双层入路[34]，在肌肉深处和上方注射少量（见后文），允许肌肉自由运动（图5.20）。当对泪沟进行深度矫正时，由于角动脉和角静脉的接近，作者倾向于将产品注射于眶下缘的"安全"位置，而不是虹膜内缘更靠

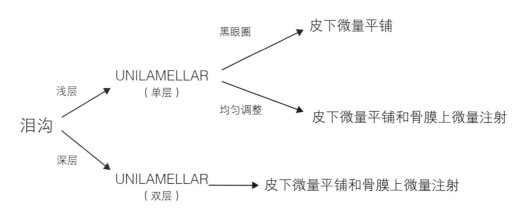

图5.19 泪沟处理

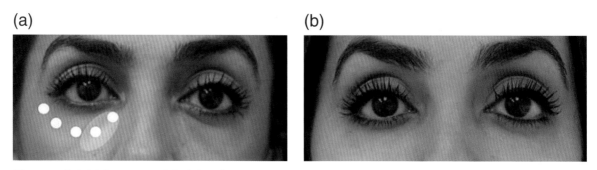

图5.20 （a）泪沟和眶下凹陷的治疗（参见正文）。（b）1年后的结果

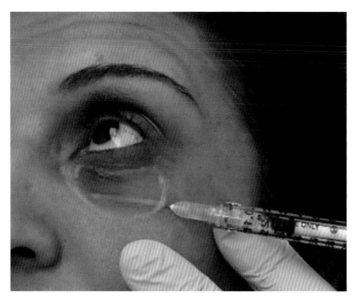

图5.21　使用30G钝针在睑下区域皮下注射微量复合HA填充剂

内侧。必须非常小心，不要在眶下缘的任何地方及眶中隔后面注射任何HA，因为这可能导致长时间反复发作的眶周肿胀。产品的注射应该在眶下缘上方3～4mm内进行，因为在许多尸体解剖中已经注意到眶中隔在可触及的上缘向下延伸2～3mm。可以直接垂直进针注射，或者最好是通过钝针的横向方法进行注射，然后用拇指或食指将填充剂挤入更危险的内侧槽中。同样，对于这种更深的注射技术，建议注射不超过0.05mL的最小黏度的填充剂，容易扩散。单独的深部注射技术通常足以矫正轻度泪道凹陷，在那里深色变色并不明显。

当出现黑眼圈和轻度泪沟凹陷时，首选的技术是用锐针或钝针在皮下注射一层非常薄的薄层或水合HA[35]。钝针一旦通过破口针的孔横向引入，将钝针的角度变平以平行于皮肤表面，很容易在肌肉上方找到该平面（图5.21）。一层非常薄的产品被扇形覆盖在眼轮匝肌上，有助于掩盖下方血管丛的丁达尔效应，从而使该区域变亮。这种技术是非常有益的，但是通过注射填充物避免可见性和可触知性所必需的"微滴"方面，可能在技术上具有挑战性。一个重要的注射技巧是将注射器的柱塞放在手掌或拇指的根部，并通过轻轻挤压来缓慢推注填充物。

5.6.2 眶下新月体和外眦的治疗

在更外侧的眶下区域，将填充物注射在眶下的SOOF上可以实现理想的眶下轮廓塑形和修饰（图5.22），允许眶下区域更外侧的肌肉不受限制地活动。将填充物深层注射在骨膜上，进入眼轮匝肌下方的SOOF是眶下缘轮廓塑形和美容修饰的理想选择，允许上覆肌肉不受限制地活动（图5.22）。同样，少量的填充物（最好是混合的）应该通过微量（<0.2mL）注射针或钝针注入，以便将来发生亲水性扩张。浅表层也可以做钝针注射微填充修饰纹理，同时从下面的肌肉中轻轻钝性剥离深层静态黏附的鱼尾纹（图5.20、图5.23）。其中本章的一位作者（AS）在过去2年采用的一种新方法是将肉毒毒素添加到填充物中通过美塑与真皮下钝针注射的方法植入，从而将两种产品注射到相同的平面。这项技术的论文（提交杂志社）提及，改善鱼尾纹的持续时间超过18个月（图5.24）。

注射医师经常忽视用填充物治疗外眦，这种方法在重建年轻的5°～10°向上倾斜的外眦方面可提供了一种年轻化的效果。这通常是通过用锐针或用钝针垂直穿刺在骨膜上推注（0.05～0.1mL的中G′ HA）来实现的（图5.25）。

5.6.3 鼻颧颊沟的治疗

由于下面的眶–颧韧带的束缚作用，治疗面颊上向下延伸到面颊的鼻颧颊沟（在泪槽外侧–颊连接处）可能是令人沮丧的（图5.26）。通常，合理的矫正可以通过多层注射的方法来修饰，即在骨膜上注射高G′较硬的填充物，然后在皮下层注射中G′的填充物和更轻薄的营养复合型微填充物来矫正。为了达到理想的效果，可能需间隔几个月进行几次保守治疗是必要的（图5.27）。

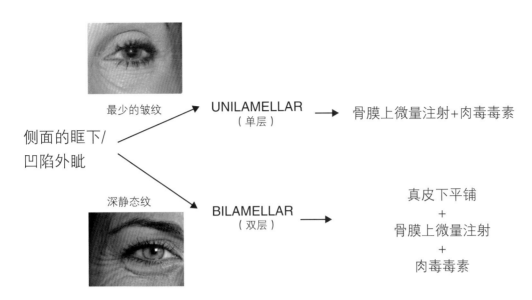

图5.22 眶下外侧凹陷和外眦的治疗

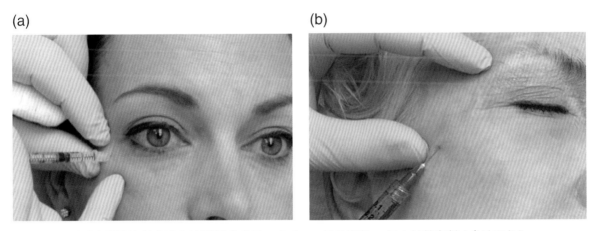

图5.23 通过垂直微滴注射法治疗外侧眶下/眦区。（a）31G锐针穿刺。（b）钝针穿刺（参见正文）

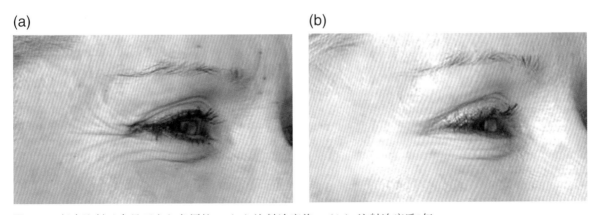

图5.24 复合注射（参见正文）鱼尾纹：（a）注射治疗前。（b）注射治疗后1年

(a)

(b)

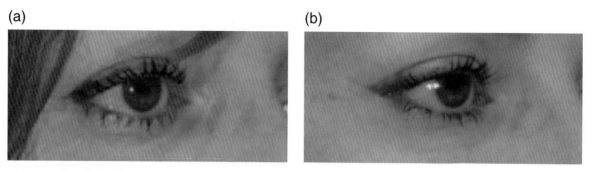

图5.25 （a）外眦注射治疗前。（b）注射治疗后6个月，产生5°～10°向上的内眦倾斜

皮下平铺扇形注射

+

鼻颧颊沟 ⟶ 多层立体注射 ⟶ 皮下网格交叉注射

+

骨膜上注射

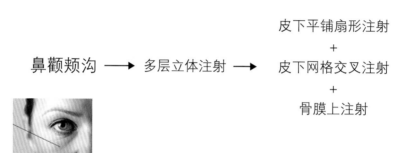

图5.26 鼻颧颊沟的治疗

(a)

(b)

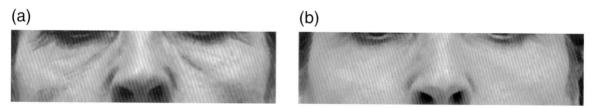

图5.27 （a）使用多层技术注射治疗前。（b）注射后1年的鼻颧颊沟

5.6.4 上睑凹陷的治疗

治疗眉下凹陷（A形畸形或夸张的眶上沟）进针最好采用外侧眶上缘的侧向入路，其悬臂效应无意中避免了对眼球的损伤[15]。浅表注射到凹陷，钝针压平进入真皮下平面时，几乎没有阻力地穿过眼轮匝肌表面到达上内眦沿眶上缘的下边缘（图5.28）。柔和的层次感可以进行轻柔分层的混合HA微量注射，避免眶上和滑车上神经血管束在更上方出口。注射修饰中让求美者坐起来评估轮廓填充效果时，根据医生的习惯，可以解开注射器，留下原位钝针。任何剩余的缺陷都被标记出来，然后求美者重新回到半卧位，重新连接注射器以完成精细修饰注射治疗。

5.6.5 与其他治疗相结合

眶周区域通常采用联合的协同治疗方法，以获得最佳治疗效果。肉毒毒素和填充物治疗的时机和治疗方法是有许多争议的话题，并且超出了本章的讨论范围。尽管如此，通常建议避免在同一时间用两种产品治疗眶下区域，因为HA的吸水性可能导致长时间的水肿，这种水肿由于肉毒毒素萎缩的肌肉和淋巴管的泵作用加剧[36]。与激光治疗

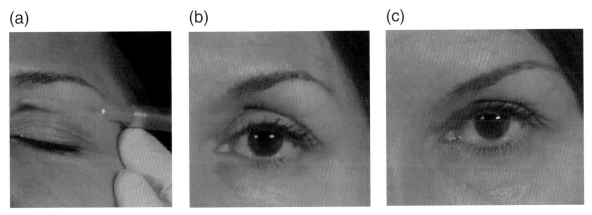

(a)　(b)　(c)

图5.28　（a）用钝针治疗眉下区。（b）治疗前的A形上睑凹陷。（c）注射0.15mL混合HA后即刻的结果

前联合肉毒毒素治疗以改善的结果不同，在任何填充物注射前数周进行的眶周皮肤表面修复手术可能会得到更好的结果。

5.7 总结

使用注射填充物在眶周年轻化可以创造出色的临床结果，并在正确选择的情况下为从业者提供非手术治疗方案（图5.29～图5.32）。钝针和锐针注射技术在为大多数求美者提供良好或最佳结果方面都是有效的[37]。必须强调的是，避免过度矫正是至关重要的，大多数治疗通常都会超过两个疗程，这取决于求美者的症状特征和改善诉求。我们的目标是创造一个美丽的、年轻的眶周复合体，表现出柔和的凸起，从眼睑到周围组织有平滑过渡，有足够的容积，柔化过渡下面的骨边缘，并提供一个全面的、清新的外观。该区的高流动性和薄薄的皮肤需要选择一种理想的填充材料，呈现有限的"流动性、吸水性"和轻薄的可塑性，可以显著改善疲劳的外观。效果的持续时间通常是较长的，在12个月之后可观察到显著的改善。

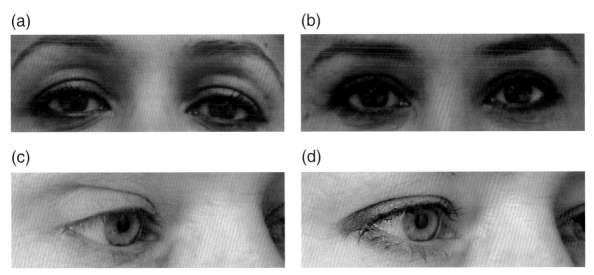

图5.29　（a）伊朗求美者眉下区域的典型体积损失。（b）注射混合HA 0.2mL后1年。（c）高加索求美者眉下/上睑区域不对称。（d）注射混合HA 0.1mL后1年

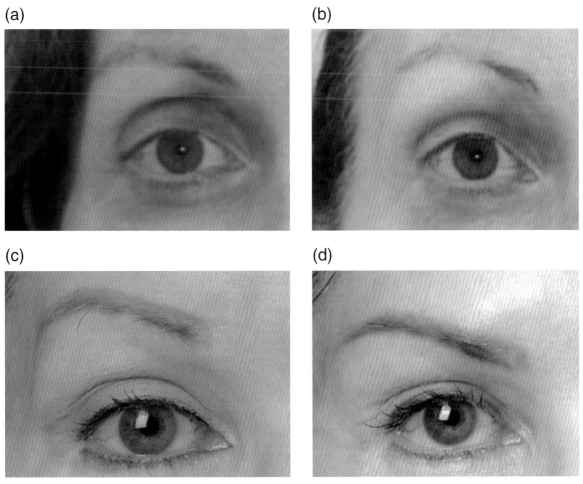

图5.30　（a）线性硬皮病求美者的眼眶空洞。（b）注射混合HA 0.25mL后1年。（c）注射肉毒毒素（BoNT-A）治疗后求美者的眉峰显示眉下容积不足。（d）BoNT-A 对眉高的矫正和注射0.2mL混合HA到眉下1个月后的结果

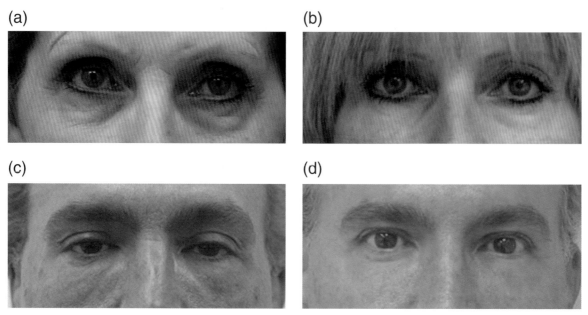

图5.31 （a）不愿接受手术的62岁高加索女性的眶下新月形和"眼袋"情况。（b）注射混合HA 0.2mL后1年的结果。（c）一名55岁男性求美者的泪沟和鼻颧颊沟，以前可见脂肪/聚甲基丙烯酸甲酯注射到内侧面颊和泪沟的皮下层。（d）用混合HA进行双层（骨、真皮下）修饰治疗后1年的结果

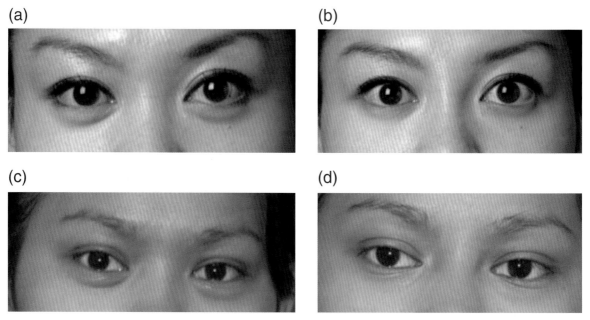

图5.32 眉下充盈度：（a）韩国女性求美者的"卧蚕"。（b）用0.15mL混合HA进行双层治疗1年后。（c）中国女性求美者的"卧蚕"。（d）用0.1mL混合HA进行双层治疗1年后

参考文献

[1] Levy, J., Foulsham, T., and Kingstone, A. (2013). Monsters are people too. *Biol. Lett.* 9: 20120850.

[2] Du, S., Tao, Y., and Martinez, A.M. (2014 Apr). Compound facial expressions of emotion. *Proc. Natl. Acad. Sci.* 111 (15): 1454–1462.

[3] Wong, C.H., Hsieh, M.K., and Mendelson, B. (2012 Jun). The tear trough ligament: anatomical basis for the tear trough deformity. *Plast. Reconstr. Surg.* 129 (6): 1392–1402.

[4] Ghavami, A., Pessa, J.E. et al. (2008 Mar). The orbicularis retaining ligament of the medial orbit: closing the circle. *Plast. Reconstr. Surg.* 121 (3): 994–1001.

[5] Rohrich, R.J., Arbique, G.M., Wong, C. et al. (2009 Sep). The anatomy of subocularis fat: implications for periorbital rejuvenation. *Plast. Reconstr. Surg.* 124 (3): 946–951.

[6] Ercikti, N., Apaydin, N., and Kirici, Y. (2017 Jan). Location of the infraorbital foramen with reference to soft tissue landmarks. *Surg. Radiol. Anat.* 39 (1): 11–15.

[7] Coleman, S.R. and Grover, R. (2006 Jan-Feb). The anatomy of the aging face: volume loss and changes in 3-dimensional topography. *Aesthet. Surg. J.* 26 (1): S4–S9.

[8] Lambros, V. (2007 Oct). Observations on periorbital and midface aging. *Plast. Reconstr. Surg.* 120 (5): 1367–1376.

[9] Fitzgerald, R. and Vleggaar, D. (2011 Jan-Feb). Facial volume restoration of the ageing face with poly-l-lactic acid. *Dermatol. Ther.* 24 (1): 2–27.

[10] Pessa, J.E., Desvigne, L.D., Lambros, V.S. et al. (1999 Sep-Oct). Changes in ocular globe-to-orbital rim position with age: implications for aesthetic blepharoplasty of the lower eyelids. *Aesthet. Plast. Surg.* 23 (5): 337–342.

[11] Chen, Y.S., Tsai, T.H., Wu, M.L. et al. (2008 Oct). Evaluation of age-related intraorbital fat herniation through computed tomography. *Plast. Reconstr. Surg.* 122 (4): 1191–1198.

[12] Camirand, A., Doucet, J., and Harris, J. (1997 Nov). Anatomy, pathophysiology, and prevention of senile enophthalmia and associated herniated lower eyelid fat pads. *Plast. Reconstr. Surg.* 100 (6): 1535–1546.

[13] Ahmadi, H., Shams, P.N., Davies, N. et al. (2007 Mar). Age-related changes in the normal sagittal relationship between globe and orbit. *J. Plast. Reconstr. Aesthet. Surg.* 60 (3): 246–250.

[14] Kpodzo, D.S., Nahai, F., and McCord, C. (2014 Feb). Malar mounds and festoons: review of current management. *Aesthet. Surg. J.* 34 (2): 235–248.

[15] Liew, S. and Nguyen, D.Q. (2011 Jun). Nonsurgical volumetric upper periorbital rejuvenation: a plastic surgeon's perspective. *Aesthet. Plast. Surg.* 35 (3): 319–325.

[16] Camp, M., Wong, W. et al. (2011 Feb). A quantitative analysis of periorbital aging with three-dimensional surface imaging. *J. Plast. Reconstr. Aesthet. Surg.* 64 (2): 148–154.

[17] Papageorgiou, K.I., Mancini, R. et al. (2012 Jan). A three-dimensional construct of the aging eyebrow: the illusion of volume loss. *Aesthet. Surg. J.* 32 (1): 46–57.

[18] Israel, H. (1977 Jul). The dichotomous pattern of craniofacial expansion during aging. *Am. J. Phys. Anthropol.* 47 (1): 47–51.

[19] Forsberg, C.M., Eliasson, S., and Westergren, H. (1991 Aug). Face height and tooth eruption in adults – a 20-year follow-up investigation. *Eur. J. Orthod.* 13 (4): 249–254.

[20] Bondevik, O. (1995 Dec). Growth changes in the cranial base and the face: a longitudinal cephalometric study of linear and angular changes in adult Norwegians. *Eur. J. Orthod.* 17 (6): 525–532.

[21] West, K.S. and McNamara, J.A. Jr. (1999 May). Changes in the craniofacial complex from adolescence to midadulthod: a cephalometric study. *Am. J. Orthod. Dentofac. Orthop.* 115 (5): 521–532.

[22] Akgul, A.A. and Toygar, T.U. (2002 Nov). Natural craniofacial changes in the third decade of life: a longtidinal study. *Am. J. Orthod. Dentofac. Orthop.* 122 (5): 512–522.

[23] Pecora, N.G., Baccetti, T., and McNamara, J.A. Jr. (2008 Oct). The aging craniofacial complex: a longitudinal cephalometric study from late adolescence to late adulthood. *Am. J. Orthod. Dentofac. Orthop.* 134 (4): 496–505.

[24] Albert, A., Ricanek, K. Jr., and Patterson, E. (2007 Oct). A review of the literature on the aging skull and face: implications for forensic science research and applications. *Forensic Sci. Int.* 172 (1): 1–9.

[25] Shaw, R.B. Jr. and Kahn, D.M. (2007 Feb). Aging of the midface bony elements: a three-dimensional computed tomographic study. *Plast. Reconstr. Surg.* 119 (2): 675–681.

[26] Odunze, M., Rosenberg, D.S., and Few, J.W. (2008 Mar). Periorbital aging and ethnic considerations: a focus on the lateral canthal complex. *Plast. Reconstr. Surg.* 121 (3): 1002–1008.

[27] Raspaldo, H., Bettens, R., and Giordano, P.H. (2006). Midface enhancement: anatomy and techniques. In: *Facial Plastic and Reconstructive Surgery* (ed. H.D. Vuyk and P.J. Lohuis), 105–122. New York: Oxford University Press.

[28] Rohrich, R.J., Pessa, J.E., and Ristow, B. (2008Jun). The youthful cheek and the deep medial fat compartment. *Plast. Reconstr. Surg.* 121 (6): 2107–2112.

[29] Raspaldo, H., Aziza, R., Belhaouari, L. et al. (2011 Feb). How to achieve synergy between volume replacement and filling products for global facial rejuvenation. *J Cosmet Laser Ther* 13: 77–86.

[30] Fagien, S. and Raspaldo, H. (2007). Facial rejuvenation with botulinum neurotoxin: an anatomical and experiential perspective. *J. Cosmet. Laser Ther.* 9 (Suppl 1): 23–31.

[31] Raspaldo, H., Baspeyras, M., Bellity, P. et al. (Consensus Group)(2011 Mar). Upper- and midface anti-aging treatment and prevention using onabotulinumtoxin a: the 2010 multidisciplinary French consensus – part 1. *J. Cosmet. Dermatol.* 10 (1): 36–50.

[32] Raspaldo, H. (2008 Sep). Volumizing effect of a new hyaluronic acid sub-dermal facial filler: a retrospective analysis based on 102 cases. *J Cosmet Laser Ther* 10 (3): 134–142.

[33] Swift, A. and Remington, K. (2011 Jul). BeautiPHIcation™: a global approach to facial beauty. *Clin. Plast. Surg.* 38 (3): 347–377.

[34] Kane, M.A. (2005 Sep-Oct). Commentary on filling the periorbital hollows with hyaluronic acid gel: initial experience with 244 injections. *Ophthal. Plast. Reconstr. Surg.* 22 (5): 341–343.

[35] Kane, M.A. (2005 Sep-Oct). Treatment of tear trough deformity and lower lid bowing with injectable hyaluronic acid. *Aesthet. Plast. Surg.* 29 (5): 363–367.

[36] Sundaram, H., Liew, S. et al. (2016 May). Global aesthetics consensus: hyaluronic acid fillers and botulinum toxin type a – recommendations for combined treatment and optimizing outcomes in diverse patient populations. *Plast. Reconstr. Surg.* 137 (5): 1410–1423.

[37] Raspaldo, H. (24–28 September 2008). *New era of facial-3D rejuvenation using injectable products and how to measure the results.* Annual Conference in the 31st year of the European Academy of Facial Plastic Surgery, Düsseldorf, Germany. Bologna, Italy: Medimond S.r.l.

第6章

中面部和脸颊

Jeanette M. Black, Ardalan Minokadeh, Derek H. Jones
Skin Care and Laser Physicians of Beverly Hills, Los Angeles, CA, USA

6.1 背景

　　要客观地判断一个人美不美是很难的，但无论种族背景、年龄或者国籍，人们对"有吸引力的美"的看法是一致的[1]。在客观因素中，人们认为脸形起着至关重要的作用[1]。中面部和脸颊是脸形的基本组成部分。随着年龄的增长，由于颧骨的重吸收和中面部脂肪垫的萎缩，该区域的体积会逐渐减小[2-4]。研究证明，使用注射填充剂对面颊部进行填充后，面部饱满度可以提升求美者的自我满足感[5]。注射者对美应有较为深刻的认知，并在面部比例和相互关系的美学方面有所见解[1]。骨支撑的缺失和脂肪萎缩会导致中面部软组织下移，最终造成下面部松弛和皱褶形成。这种情况可以通过在上面部注射填充来改善[6]。由于中面部和脸颊的矫正可以改善面部整体外观，所以对中面部和面颊的容积量判断是治疗前评估求美者要考虑的首要因素。

Injectable Fillers: Facial Shaping and Contouring, Second Edition.
Edited by Derek H. Jones and Arthur Swift.
© 2019 John Wiley & Sons Ltd. Published 2019 by John Wiley & Sons Ltd.
Companion website: www.wiley.com/go/jones/injectable_fillers

6.2 年龄相关的中面部及脸颊的脂肪萎缩

面部脂肪萎缩最常见的原因是年龄的增长。中面部和脸颊的容积减少会影响面部周围结构，如泪沟和下面部[4,6]。中面部容积补充已被证实可以减轻鼻唇沟深度。中面部骨组织和软组织的体积缺失会导致中面部凹陷、美学比例失调和给人以憔悴的视觉感。面部各脂肪间室潜在的容积和形状变化也是面容衰老的主要过程[7]。了解面部脂肪系统及其与年龄相关的变化有助于我们选择最佳的注射量[8]。此外，对中面部和脸颊进行适当的容积补充将会达到符合全球审美的外观[6]。面部衰老是一个复杂的过程，它是在皮肤纹理和弹性变化、肌肉过度活动及脂肪形态的变化等共同作用下引起中面部容积的缺失从而导致我们看起来不再年轻和充满吸引力[7]。为客观评价中面部容积缺失的情况，学者们开发了中面部容积减少评分量表，并将其用于具有说服力的乔雅登交联玻尿酸临床试验中[9]。MFVDS采用的是经过验证的六点光度法，用于评估颧颊部、前内侧面颊和颧骨下区的凹陷程度[9]。该量表还可以评估泪沟深度和鼻唇沟的发育程度、鼻唇沟和下颌前沟的凹陷程度、骨性标志的突出度以及基底肌肉组织的可见性[9]。该量表通过对上述结构缺陷程度的量化评估，可帮助注射者计算达到最佳矫正效果所需的填充物体积量。

6.3 HIV引起的脂肪萎缩

应特别注意HIV感染者特有的面部脂肪萎缩，这与使用高效抗逆转录病毒疗法（HAART）相关[10-11]。HIV引起的面部脂肪萎缩表现为面部整体容量减少，其中对颞部和眼眶以及中面部和脸颊的轮廓影响比较大[10]。这一特征性的改变会被人们认定为感染了HIV，继而影响求美者对HAART的依从性、工作和生活质量，甚至出现心理问题，包括痛苦、抑郁、焦虑和被社会孤立的感觉[10]。中面部和脸颊的HIV引起的脂肪萎缩尤其容易辨认。这种脂肪萎缩的矫正能明显提高求美者的生活质量，如对健康感知、心理健康、社会功能

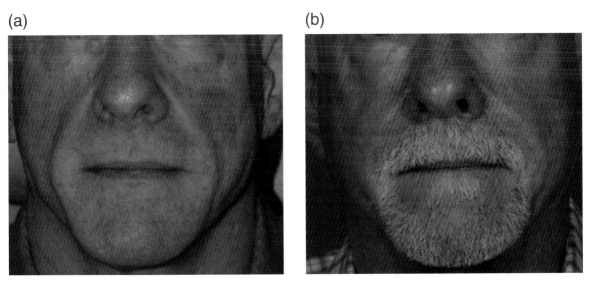

图6.1 使用高纯化液体注射硅油治疗HIV引起的面部脂肪萎缩。（a）治疗前。（b）治疗后11年

和情绪状态均有改善[10]。Carruthers脂肪萎缩严重程度量表是常用的评估脂肪萎缩程度的标准化评估方法，可以帮助计算可能需要的体积置换量[10]。聚左旋乳酸（Sculptra®）和羟基磷灰石钙（Radiesse®）均获FDA批准用于治疗HIV引起的脂肪萎缩，目前已经在临床得到广泛应用[10]。作者发现使用高度纯化的1000-cSt硅油采用微滴连续穿刺技术对这些需要长期大量或永久填充的HIV感染者特别有帮助[11-12]。根据我们的经验，高度纯化的硅油已被证明是有效的，尽管一小部分可能会出现迟发的结节或过度矫正的不良反应。我们可通过用5-氟尿嘧啶与曲安奈德混合来对症处理改善[11-12]（图6.1）。对于HIV引起的中面部脂肪萎缩的非永久性填充材料的选择，我们发现20mg/mL透明质酸填充剂（Juvederm Voluma® XC）是有效的。事实上，我们小组已经发表了使用这种填充剂后取得长期改善效果的文章，结果显示，填充效果在感染者身上至少能保持3年[13]。自体脂肪移植、聚丙烯酰胺凝胶和聚甲基丙烯酸甲酯（PMMA）已被用于治疗HIV引起的脂肪萎缩，但疗效各不相同，通常我们不推荐将这些方法作为优选治疗[10]。特别是注射聚丙烯酰胺凝胶，有报道称其治疗HIV引起的面部脂肪萎缩有出现后期脓肿的风险，而我们一直将它视为用于面部填充的禁忌填充剂（见第11章）。

6.4 治疗计划

对于初诊求美者，了解并询问病史非常重要，主要包括曾经注射的填充物、永久性的植入物、手术史及治疗区域是否有外伤等[2]。建议求美者在术前避免使用具有抗凝特性的不必要药物，以降低肿胀和淤青的发生风险[14]。应讨论并记录任何不对称，所有求美者均应拍摄治疗前照片[2]。治疗方案应依据每位求美者的解剖学特点以及求美者的性别来制订[1]。理想的女性脸颊是卵圆形而非准圆形，脸颊轴线是倾斜的从外侧连合到耳轮的基部[1]。每个颧骨突起都有一个明确的顶点，位于中面部的高处，外眦外下方，位于脸颊内离心的椭圆内[1]。理想的男性脸颊前内侧丰满度较低，颧骨内侧更加突出、更细微、更宽阔[1]。在制订填充计划时考虑这些差异很重要。无论性别为何，颧骨突出都不应高于下睑缘[1]。

通过绘制和测量面部标志有助于计算中面部缺失的容积。此外，识别面部标志可以帮助注射者确定理想的面部形状。画Hinderer线是一种常用的找到理想的脸颊突出度的方法。Ulrich Hinderer博士是一名整形外科医生，他于1975年开发了硅油颧骨植入物来矫正中面部体积不足的问题[4]。他发现将脸颊植入物放置在这些线的上外象限时，其美容效果最佳，并将其绘制成线条用来帮助人们确定植入物的理想位置[4]。这些线包括从外眦到口角联合的垂直线和从耳屏到鼻翼的交叉线[4,15]。该交叉点的上外象限是理想的填充区域[15]（图6.2）。使用Hinderer线可以帮助注射者识别理想的颧骨突出处，并且遵循这些线有助于确保在适当的位置进行适量的注射而避免过度丰盈。

虽然年轻的结构以三角形和宽而饱满的中面部为代表，但比例是最重要的，所以应特别注意避免注射得过度饱满[1]。有人提出"面宽比例"是中面部的理想比例，其中从一个内眦到另一个内眦的距离为"×"，那么内眦到同侧颊尖的距离为1.618×[1]（见第2章）。在分析求美者时，卡尺可用于测量该比例[1]。有医师也提出了其他治疗方法，包括将硅油植入物的类似物注入皮肤上并描绘出这些形状。这种方法可以帮助注射者和求美者有计划地进行填充[16]。3-D技术也可用于帮助模拟治疗计划。

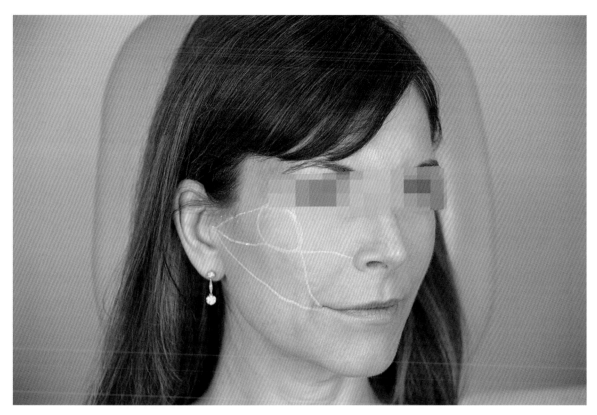

图6.2　Hinderer线卵圆形区域代表这位漂亮女士面颊的颧骨顶点

6.5 注射技术和安全考量

　　了解中面部和脸颊的基本解剖结构是注射者的必备技能。对中面部血管系统的基本了解有助于降低发生血肿的风险和血管栓塞的可能性[17-18]。中面部的脉管系统包括面动脉、角动脉和眶下动脉[17-18]（图6.3）。鉴于中面部复杂的血管网络和潜在并发症的发生风险，作者建议在中面部和脸颊注射时使用钝针注射，尤其是需要在瞳孔中线内侧的中颊区域注射时（视频6.1）。对于中面部和脸颊的注射技术有很多，如沿颧骨的连续注射、线性注射、扇形或垂直交叉注射。除了降低血管栓塞的发生风险，作者发现使用钝针代替锐针还可以使注射者更准确地计算中面部和脸颊的容积，还可以减少注射后的肿胀和淤斑。

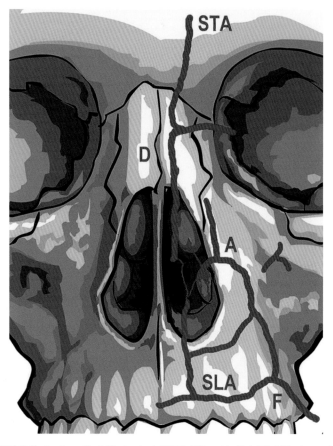

图6.3 中面部动脉包括面动脉（F）、角动脉（A）和眶下动脉。注意上唇动脉（SLA）、鼻背动脉（D）和滑车上动脉（STA）的吻合

6.6 填充剂

各种填充剂已被用于改善中面部体积不足的情况，最终达到面部饱满的效果。理想的填充物是既要保证安全，也要疗效持久。此外，理想的填充剂还应具有高G′或高黏合性，最大限度地提升填充部位的组织。具有诱导新胶原蛋白生成的内在生物刺激特性的填充剂可能会使治疗效果维持更久[8]。尽管乔雅登Voluma® XC和瑞蓝® Lyft是仅有的获FDA批准用于丰盈中面部和脸颊的填充剂，但目前应用于治疗该区域的填充剂远不止这两种[4]。

6.6.1 乔雅登 Voluma® XC

乔雅登Voluma® XC（VYC-20L）是一种含有0.3%利多卡因的20mg/mL透明质酸填充剂，也是第一个被FDA批准用于治疗与年龄相关的中面部容量不足的可注射填充剂[4,19]。一项著名的多中心、单盲、随机对照试验显示在乔雅登 Voluma® XC注射长达2年的时间里显示出良好的安全性和持久的出色效果[9]。它是一种理想的填充物，可生物降解，具有可逆性，提升效果也非常显著[4,9,20]。它有低分子量和高分子量之分，并且有较高的交联性[4,20]。较高的交联性使其黏性和黏度增加，利于深度注射后保留填充剂的结构，并且比其他透明质酸填充剂具有更高的提升力[4,9]。该产品适用于皮下或骨膜上注射来填充面部和改善轮廓[4]。使用乔雅登Voluma® XC在12～24个月重复治疗已被证明具有良好的耐受性，并能保持高水平的有效性和不错的求美者满意度[19]。乔雅登 Voluma® XC的治疗部位分为3个子区域：颧骨、面颊前内侧和颧骨下方[21]（图6.4）。所有3个治疗区域都已被证明是安全的，并获得了很高的求美者满意度[21]（图6.5～图6.7）。中面部注射应遵循面部美学和数学原理（见第2章）。乔雅登Voluma® XC已被证明可通过注射透明质酸酶达到溶解和可逆的效果[22]。

6.6.2 瑞蓝Lyft

瑞蓝Lyft以前被称为Perlane®（LGP-HA-L），是一种20mg/mL大凝胶颗粒透明质酸填充剂，其中含有0.3%利多卡因[23]。加拿大的一项开放性试验被用于评估Perlane®在中面部丰盈方面的有效性[23]。这项试验为期24周，纳入40名求美者[23]。在第24周时，评估人员评级的90%的求美者和受试者评级的82.5%的求美者得到了持续的改善[23]。该研究还在试验周期内证实了良好的安全性[23]。与乔雅登Voluma® XC类似，这种透明质酸产品在被降解及可逆性方面具有优势。瑞蓝Lyft已获FDA批准，可用于改善衰老所导致的面颊区域皮肤组织流失情况。关键试验是对12个中心的200名求美者进行了为期12个月的研究，也显示了这种治疗的有效性和安全性[24]。在试验中，受试者在第12个月后取得治疗成功的百分比与未接受治疗的受试者相比明显

中面部治疗区

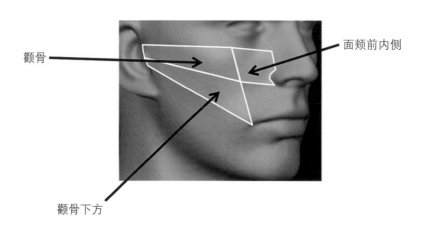

图6.4 乔雅登Voluma® XC治疗点包括颧骨、面颊前内侧和颧骨下方

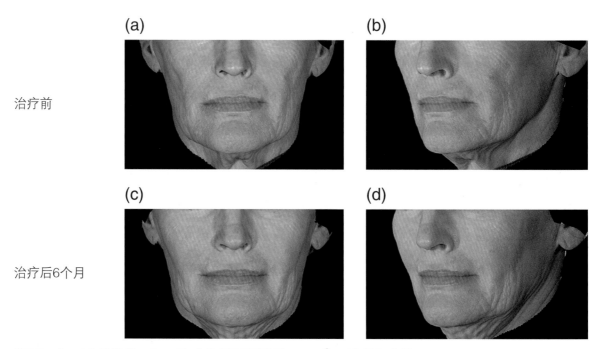

图6.5 （a、b）治疗前。（c、d）求美者使用乔雅登 Voluma® XC治疗后6个月

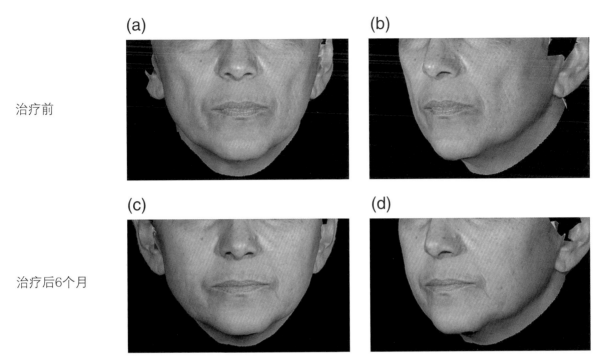

治疗前

治疗后6个月

图6.6 （a、b）治疗前。（c、d）求美者使用乔雅登 Voluma® XC治疗后6个月

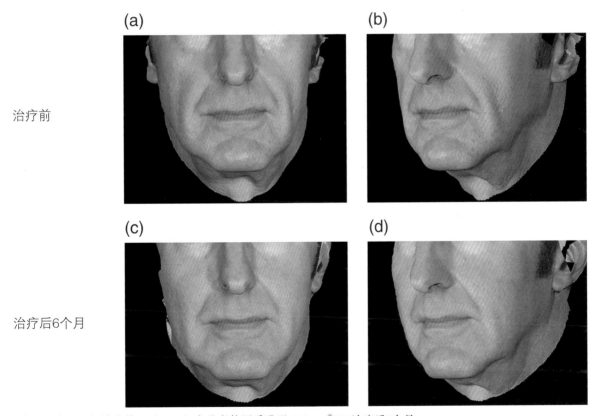

治疗前

治疗后6个月

图6.7 （a、b）治疗前。（c、d）求美者使用乔雅登 Voluma® XC治疗后6个月

更高[24]。当治疗后Medicis中面部容积量表（MMVS）[24]评级≥1级时被定义为治疗成功。此外，85%的受试者在初始治疗后的1年内可以保持整体较佳的效果[24]。

6.6.3 羟基磷灰石钙

Radiesse［羟基磷灰石钙（CaHA）］是一种生物相容的填充物，经FDA批准用于皮下填充，以治疗中、重度面部皱纹，如鼻部褶皱填充 、HIV引起的面部脂肪萎缩修复以及手部皮下填充。尽管除用于矫正HIV引起的面部脂肪萎缩外，FDA并未批准其用于脸颊填充治疗，但该产品常常被用于中面部皮下或骨膜的组织填充[4]（图6.8、图6.9，以及视频6.2）。CaHA在X线片上可见，但并不会掩盖潜在的结构或病变[25]。因为其具有高提升能力，且稳定性较好，疗效可持续1年甚至更长时间，所以用于中面部的治疗时往往表现良好[4]。近期的一份报告记录了某求美者在颧骨注射CaHA 2.5年后在中面部仍可见稳定的组织容积，尽管该填充剂在MRI影像中已经不可见，但可表明其具有刺激胶原蛋白再生的作用[25]。不同于透明质酸替代品，CaHA是不可被透明质酸酶降解的，注射不当时会带来不良影响[26]；当注射太浅时，可能会导致持续性肿块[26]。

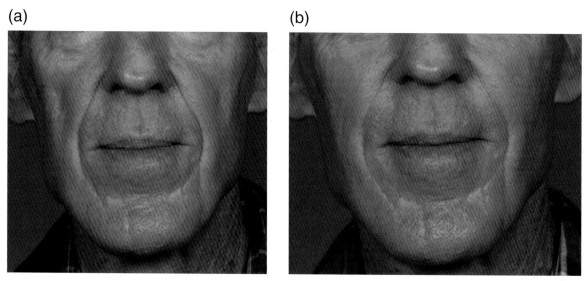

(a)　　　　　　　　　　　　　(b)

图6.8 （a）求美者修复衰老引起的面部脂肪萎缩前。（b）修复后

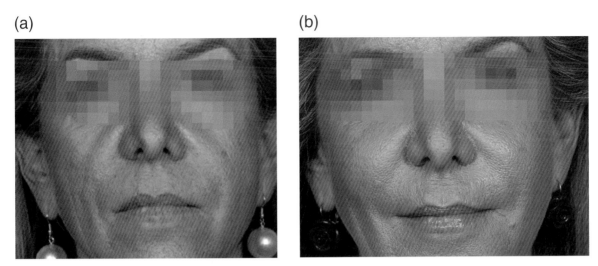

图6.9 （a）求美者修复衰老引起的面部脂肪萎缩前。（b）修复后

6.6.4 聚左旋乳酸

Sculptra®［聚左旋乳酸(PLLA)］由PLLA的冻干晶体组成，在注射前24h内加入无菌生理盐水溶制[4]。这种可生物降解的合成聚合物通过引起异物反应和皮肤纤维化来刺激胶原蛋白的产生[4]。一系列皮下注射通常每隔6周进行几个疗程，良好的效果也可能需要数月才能达到[4]。该产品经FDA批准用于治疗面部皱纹，如鼻部褶皱以及HIV导致的脂肪萎缩。虽然除了治疗HIV导致的脂肪萎缩外，FDA并未批准用于中面部和脸颊的填充治疗，但该产品被普遍用于这些区域（图6.10）。有报道称，PLLA相关的注射结节在接受HIV脂肪萎缩治疗的HIV感染者中最为常见[26]。增加用无菌生理盐水的量稀释小瓶体积（≥5mL无菌生理盐水，含1mL利多卡因）可减少出现结节的可能性[26]。

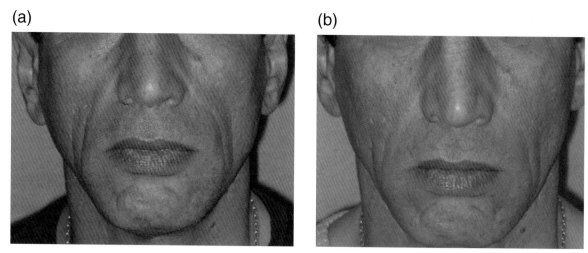

图6.10 （a）求美者治疗前。（b）使用Sculptra®治疗衰老引起的脂肪萎缩后

6.6.5 自体脂肪填充

自体脂肪可以通过吸脂术进行采集、离心后获得，然后进行全脸的填充[27]。中面部被等分小区域后被自体脂肪注入填充至骨膜[27]。该技术为治疗与衰老相关的脂肪萎缩提供了较好的效果[27]。自体脂肪移植填充也被用于治疗HIV导致的脂肪萎缩症。观察研究表明，这种情况下疗效可持续1～4年[10]。此方法似乎能提供良好的丰盈效果及持久性；然而，持续时间矫正率可能改变很大，吸脂手术的必要性也限制了它的普及。

6.6.6 硅油

Silikon-1000®是FDA批准用于治疗视网膜脱离的高纯度硅油，但在使用范围外也被用于软组织填充。这种永久性填充剂通常使用微滴连续穿刺技术注入[11]。作者发现该产品对于矫正HIV导致的脂肪萎缩特别有效[11-12]。治疗时应以＞1个月的间隔时间和≤2mL的剂量注射，直至达到最佳效果[11-12]。永久性填充剂的性质可能与较高的不良反应发生率相关，而知识和经验就是获得良好疗效的关键。

6.7 结论

在符合注射条件的求美者与成熟的注射技术前提下，资深的专业美容医师可以通过矫正中面部体积不足来有效地改善求美者的外观，实现求美者的愿望。中面部体积不足除了与年龄相关，也要考虑可能是器质性病变导致的结果，如HIV引起的脂肪萎缩。随着新型可注射填充剂产品的出现，中面部和脸颊的填充注射越来越受求美者的追捧。需要注意的是，注射医生应充分掌握中面部的解剖结构，以避免出现并发症，并达到最佳的注射效果。

参考文献

[1] Swift, A. (2010). The mathematics of facial beauty: a cheek enhancement guide for the aesthetic injector. In: *Injectable Fillers: Principles and Practice* (ed. D. Jones), 140–157. Oxford, UK: Wiley-Blackwell.

[2] Fabi, S. and Goldman, M. (2015). Soft tissue augmentation with hyaluronic acid and calcium hydroxylapatite fillers. In: *Rejuvenation of the Aging Face* (ed. A. Karam and M. Goldman), 15–25. London, UK: JP Medical Ltd.

[3] Braz, A. and Sakuma, T. (2012). Midface rejuvenation: an innovative technique to restore cheek volume. *Dermatol. Surg.* 38: 118–120.

[4] Tan, M. and Kontis, T. (2015). Midface volumization with injectable fillers. *Facial Plast. Surg. Clin. North Am.* 23: 233–242.

[5] Taub, A. (2012). Cheek augmentation improves feeling of facial attractiveness. *J. Drugs Dermatol.* 11 (9): 1077–1080.

[6] Biesman, B. and Bowe, W. (2015). Effect of midfacial volume augmentation with non animal stablilized hyaluronic acid on the nasolabial fold and global aesthetic appearance. *J Drugs Dermatol.* 14 (9): 943–947.

[7] Donofrio, L. (2000). Fat distribution: a morphologic study of the aging face. *Dermatol. Surg.* 26: 1107–1112.

[8] Sadick, F., Dorizas, A., Krueger, N., and Nassar, A. (2015). The facial adipose system: its role in facial aging and approaches to volume restoration. *Dermatol. Surg.* 41: S333–S339.

[9] Jones, D. and Murphy, D. (2013). Volumizing hyaluronic acid filler for midface volume deficit: 2-year results from a pivotal single-blind randomized controlled study. *Dermatol. Surg.* 39: 1602–1612.

[10] Jagdeo, J., Ho, D., Lo, A., and Carruthers, A. (2015). A systemic review of filler agents for aesthetic treatment of HIV facial lipoatrophy. *Dermatol. Surg.* 73: 1040–1054.

[11] Jones, D., Carruthers, A., Orentreich, D. et al. (2004). Highly purified 1000-cSt silicone oil for treatment of human immunodeficiency virus-associated facial lipoatrophy: an open pilot trial. *Dermatol. Surg.* 30: 1279–1286.

[12] Jones, D.H., Carruthers, A., Brody, H.J. et al. (accepted for publication) Ten-year and beyond follow up after treatment with highly purified liquid injectable silicone for HIV associated facial lipoatrophy: A report of 164 patients Dermatol. Surg.

[13] Hausauer, A.K. and Jones, D.H. (2018). Long-term correction of iatrogenic lipoatrophy with volumizing hyaluronic acid filler. *Dermatol. Surg.* 44: S60–S62.

[14] Vanman, M., Fabi, S., and Carruthers, J. (2016). Complication in the cosmetic dermatology patient: a review and our experience (Part 1). *Dermatol. Surg.* 42: 1–11.

[15] Hinderer, U. (1975). Malar implants for improvement of the facial appearance. *Plast. Reconstr Surg.* 56 (2): 157–165.

[16] Niamtu, J. (2008). Accurate and anatomic midface filler injection by using cheek implants as an injection template. *Dermatol. Surg.* 34: 93–96.

[17] Beleznay, K., Carruthers, J., Humphrey, S., and Jones, D. (2015). Avoiding and treating blindness from fillers: a review of the world literature. *Dermatol. Surg.* 41: 1097–1117.

[18] Pilsl, U., Anderhuber, F., and Rzany, B. (2012). Anatomy of the cheek: implications for soft tissue augmentation. *Dermatol. Surg.* 38: 1254–1262.

[19] Baumann, L., Narins, R., Beer, K. et al. (2015). Volumizing hyaluraonic acid filler for midface volume deficit: results after repeat treatment. *Dermatol. Surg.* 41: S284–S292.

[20] Callan, P., Goodman, G., Carlisle, I. et al. (2013). Efficacy and safety of hyaluronic acid filler in subjects treated for correction of midface volume deficiency: a 24 month study. *Clin. Cosmet. Investig. Dermatol.* 6: 81–89.

[21] Glaser, D., Kenkel, J., Paradkar-Mitragotri, Murphy D. et al. (2015). Duration of effect by injection volume and facial subregion for volumizing hyaluronic acid filler in treating midface volume deficit. *Dermatol. Surg.* 41: 942–949.

[22] Shumate, G., Chopra, R., Jones, D. et al. (2018). In-vivo degradation of cross-linked hyaluronic acid fillers by exogenous hyaluronidases. *Dermatol. Surg.* 44 (8): 1075–1083.

[23] Bertucci, V., Lin, X., Axord-Gatley, R. et al. (2013). Safety and effectiveness of large gel particle hyaluronic acid with lidocaine for correction of midface volume loss. *Dermatol. Surg.* 39: 1621–1629.

[24] Weiss, R., Moradi, A., Bank, D. et al. (2016). Effectiveness and safety of large gel particle hyaluronic acid with lidocaine for correction of midface volume deficit or contour deficiency. *Dermatol. Surg.* 42 (10): 699–709.

[25] Pavicic, T. (2015). Complete biodegradable nature of calcium hydroxylapetite after injection for malar enhancement: an MRI study. *Clin Cosmet Investig Dermatol* 9 (8): 19–25.

[26] Cohen, J. (2008). Understanding, avoiding, and managing dermal filler complications. *Dermatol. Surg.* 34: S92–S99.

[27] Donofrio, L. Structural autologous lipoaugmentation: a pan-facial technique. *Dermatol. Surg.* 26 (12): 1129–1134.

第7章

注射鼻整形术——美学设计和安全性的解剖学基础

Woffles T.L. Wu
Woffles Wu Aesthetic Surgery and Laser Centre, Singapore

7.1 概论

注射鼻整形已经成为整个亚洲最常见的非手术美容手段之一，主要通过锐针或钝针将填充剂注射至鼻部以达到美化鼻形的目的[1-4]。该治疗相对无痛，效果立竿见影，求美者不必忍受长时间的肿胀、淤青和恢复，因此对求美者和医生来说，这是一项令人满意的技术。另外，其性价比较高，只需单一接受填充剂注射即可。由于注射鼻整形快速简便，停工时间短，求美者愿意进行定期多次补充注射。或许部分求美者最终选择手术鼻整形，但填充注射可作为鼻形改变的初步体验，是手术鼻整形的敲门砖。对于相当数量求美者，注射鼻整形简便有效，完全无须进一步手术干预。

这项技术在西方的美容医生中也越来越受欢迎，他们除治疗亚洲求美者外，还用注射改善或矫正高加索求美者的轻度轮廓不规则，而无须诉诸手术。

随着对鼻部解剖学基础知识的深入认识，以及各种不同黏性程度的新填充物的开发，注射鼻整形在过去15年里取得了很大的进步。鼻部填充可以抬高鼻背，巧妙地将其与眉毛内侧（眶鼻线）融合，将鼻尖向前或向上倾斜，降低小柱体，缩小鼻孔，通过扩大上颌骨前和梨状孔的两侧来改变鼻子的基础支撑，从而深度改善鼻部的形状和立体感。这些更有黏性和稳定性的填充物可以植入需要移植软骨的地方，可以更接近模拟鼻整形手术的结果。

不幸的是，注射鼻整形也是一种受到美容师和无证从业者青睐的技术，这可能会导致严重的并发症。即使在训练有素的医师中，并发症也可能发生，最严重的是血管闭塞导致皮肤坏死，有些求美者甚至失明。将这些并发症发生率降到最低的最好方法是了解被注射部位的解剖结构，并掌握安全的注射技术。

鼻部注射的美学设计

亚洲人的脸通常四四方方，中面部后缩，鼻和下巴突出不足，呈扁平方脸外观。浅眼眶导致眼球肿胀外观，有时凸出鼻根，进一步导致脸扁平、无特征。面部的垂直拉长和椭圆化，联合前额、鼻和下巴等中面部结构的前凸增加，是改善亚洲人面部美感的关键因素[5-6]。

7.2 历史背景

注射鼻整形的概念在亚洲并不新鲜。二战前后的几十年里，美容师和部分医生使用石蜡和液体硅胶改善求美者鼻梁而不需要进行手术。注射过此类物质的求美者的典型病史都表现为最初的疗效令人鼓舞，而又进行更多次的注射，包括填充脸颊、下巴和前额，相信这种技术是安全的，没有长期并发症。然而，这些永久性填充物在注射或迁移的地方肿胀、移位或产生肉芽肿和硬囊性结节。随着时间的推移，许多求美者（大多数是女性）都出现类似的鼻部畸形：肿胀象鼻、女巫下巴畸形、额头和脸颊异常隆起——"硅胶姐妹"。除去植入的永久填充材料并使其恢复到正常相貌非常具有挑战性，几乎不可能实现。唯一可完全清除填充物和恢复外观的区域是鼻子，因为该区域没有明显的运动神经穿过它。

在这样的历史背景下，由于担心发生以上并发症，求美者不向鼻部区域注射永久性填充物似乎合乎逻辑，同时如果求美者想通过手术改善鼻形，又担心填充物的清除困难。

此外，严重并发症失明最近已成为实施该技术的医生所关注的主要问题[7-17]。

7.3 安全注射的解剖学基础

随着面部自体脂肪移植（用于面部所有部位，包括鼻子）和非手术填充物注射隆鼻概念和技术在全球流行，严重并发症的发生率也在全球有所增高。据报道，现在有近100名求美者因在鼻子、前额和眶周区域注射了脂肪或填充剂而失明[18]。在所有求美者中，尽管采取了所有补救措施，但失明仍是永久性的。在这些病例中，大约一半是由于脂肪填充造成，另一半是由于各种合成注射填充材料造成的。令人惊讶的是，超过75%的并发症与钝针的使用有关，这表明钝针的使用可能并不像我们曾经认为的那样安全。因此，掌握鼻部及周边的解剖结构是必要的，可据此了解并发症发生的原因所在，以及我们如何改进更为安全的注射鼻整形技术。

1990年，Wu等描述了覆盖在鼻软骨框架上的5层软组织，即皮肤（鼻尖部比背部或鼻根部厚）、浅筋膜层、纤维肌层、深筋膜层和骨膜或软骨膜（图7.1）[19]。

鼻部皮肤厚而紧实，难以注射。骨膜或软骨膜都紧密地附着在下面的鼻软骨框架上，同样也很难注射到其下层。这样就在内、外两层之间形成了一个注射阻力最小的平面，由纤维肌层和其上、下两个筋膜层组成。浅筋膜层和深筋膜层代表两个天然的剥离平面，使皮肤可以很容易地从肌层剥离，或使肌层从骨或骨膜层分离，而鼻部的血管网位于肌层的表面（图7.2）。

(a)

(b)

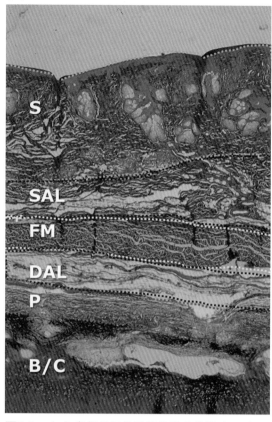
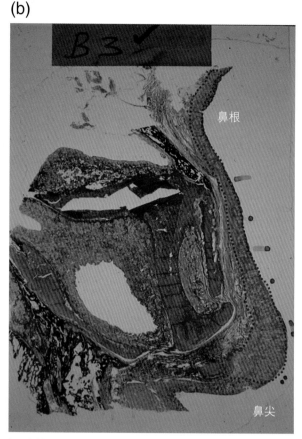

图7.1　（a）鼻部组织学显示鼻骨或软骨（B/C）上的5个不同软组织层，即：皮肤（S）、浅筋膜层（SAL）、纤维肌层（FM）、深筋膜层（DAL）、骨膜或软骨膜（P）。（b）鼻和鼻中隔的矢状面切片，显示鼻部皮肤厚度向鼻尖方向逐渐增加

图7.2　（a～d）鼻及软组织层的解剖。（a）皮肤已被去除。（b）纤维肌层已在中线剥离，可见下层骨软骨框架。纤维肌层下未见血管。所有的主要血管都位于该层上表面。因此，在鼻部注射填充物最安全的地方是在骨或骨膜层或软骨中隔背缘，首先通过触诊确保并识别滑车上孔和眶上孔免受针尖的伤害。注射时让针进入任何面部骨孔都不可取。在鼻上方[20]，动脉供应在两侧与鼻翼、鼻小柱（来源于面动脉）和鼻背动脉（眼动脉的分支）有交通支，每一侧在鼻中线有一个血管分水岭。因此，鼻中线是一个解剖学上安全的部位，锐针注射应直接在鼻骨或软骨表面。（c、d）在这些标本中，可见面动脉向上穿过鼻唇区，到达鼻翼小叶与嘴唇的交界处，分裂成较为粗大的鼻小柱动脉，位于鼻孔的基底处，然后沿着小柱到达鼻尖和鼻翼动脉，它绕着鼻翼沟弯曲，供应鼻翼小叶。鼻翼动脉的衰减支向眼内眦延伸，与鼻背动脉吻合，鼻背动脉又是眼动脉的终末分支。注意成对的鼻小柱动脉沿着鼻小柱表面延伸至鼻尖，在那里它们与鼻翼丛相吻合，鼻翼丛将鼻小柱动脉、鼻翼动脉和鼻背动脉的分支连接在一起

(a)

(b)

(c)

(d)

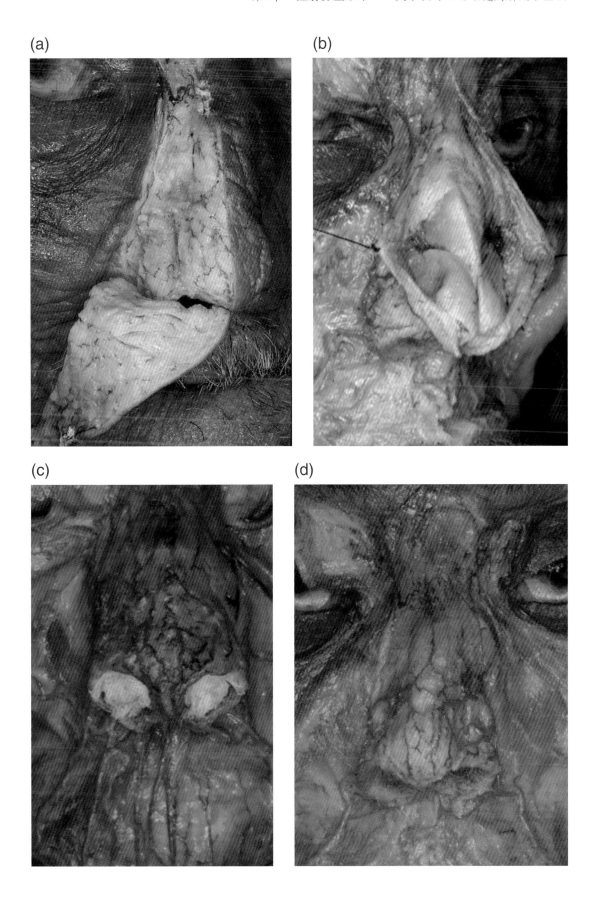

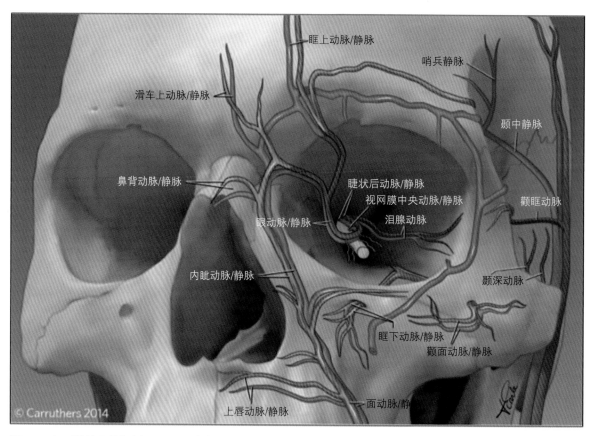

图7.3　上面部的血管解剖，显示面动脉（颈外动脉系统）和眼动脉（颈内动脉系统）之间可能的连接点

　　鼻部血管系统很特殊，因其来自于颈内动脉系统（图7.3）。此汇合区域为填充物逆行至眼部血管提供了解剖学基础，填充材料无意中被注入鼻部血管，并被推进到眼眶逆行，从而阻塞眼动脉，造成视力损害。

　　鼻小柱动脉和鼻翼动脉是两根主要的血管，为鼻部下2/3供血，从下方的面动脉（颈外动脉系统）衍生出分支。鼻背动脉供应鼻子的上半部分，是筛前动脉的终末分支，筛前动脉又起源于眼动脉（颈内动脉系统）。鼻背动脉、鼻翼动脉和鼻小柱动脉进入覆盖鼻尖和软组织小叶的密集血管丛。在一些解剖标本中可以看到鼻翼动脉直接与鼻背动脉相通。鼻子的所有主要血管在鼻子的两侧对称成对，形成一条从鼻梁中线向下延伸到鼻前棘的分水岭。

因此，鼻部填充最安全的方法是注射至鼻中线骨膜上，避免在任何富含主要血管的纤维肌层表面进行注射。作者更倾向于使用30G锐针和垂直入路在鼻骨膜上进行注射，因为这可以最准确地对准骨膜层和骨骼。

钝针倾向于在阻力最小的平面走行，然而这个平面是主要血管所在的位置。大口径钝针从直觉上看可能更安全，但可能会造成更多的不良反应，而且入口处会遗留明显印记。此外，从鼻尖插入的钝针与鼻背侧动脉平行，稍微偏离中线轨迹就会穿透相对固定的鼻背动脉。一旦钝针进入血管，将沿阻力最小的路径停留在血管内，导致栓塞，发生的灾难性后果。作者从一位经验丰富的资深同事那得到报告，证明了此观点。他用大口径21G钝针进行鼻部注射，从鼻尖穿过鼻背插入到眉间区，逆行注射，立即注意到眼眶周围出现白斑，之后求美者出现视力模糊。尽管给予眶上动脉和滑车动脉急诊插管和透明质酸酶注射，求美者仍单眼失明。

7.4 适应证

注射鼻成形术适用于希望在不手术的情况下改善鼻形的求美者。年轻求美者更关心矫正结构缺陷，要求鼻形要有明显的改变。而年长求美者更喜欢填充鼻根和鼻梁或抬高下垂鼻尖所带来的恢复面部活力的效果。此外，在选择填充材料时，种族因素起着重要作用。

亚洲人的鼻形多宽而平，鼻背低，鼻尖肉质球状，鼻翼宽大。此类鼻子需要高黏性的填充物来抵抗紧致而厚实的皮肤的收缩力，以抬高鼻梁，突出鼻尖，或向下拉长鼻子。少量填充物注射在鼻唇襞上部外侧，也可以将鼻翼小叶移到内侧，给人一种鼻基较窄的印象（图7.4、图7.5）。

高加索人的鼻子通常有足够的鼻背高度，鼻尖的突出度和清晰度更好，这是因为高加索人的皮肤较薄，但可能会有鼻背隆起、鼻桥狭窄和明显眶鼻线或鼻尖凹陷。具有高内聚性的填充材料在需要部位提供结构支撑，而具有较软内聚性的填充材料可更好地改善皮肤表面或轮廓不规则。窄鼻梁和"紧翘鼻"可通过扩大鼻根和向眉毛内侧逐渐变细来实现，很容易变得更美观（图7.6）。鼻前棘和鼻小柱处提供填

(a)　　　　　　　　　　　　　　　　(b)

(c)　　　　　　　　　　　　　　　　(d)

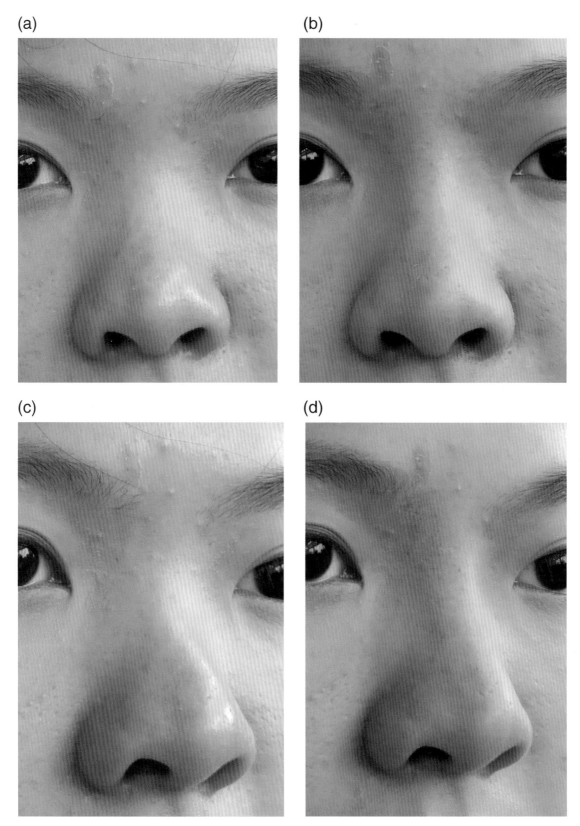

图7.4　（a～d）一位22岁的亚洲女性的诉求是抬高鼻梁，改善鼻眶线；填充1.5mL透明质酸后可见鼻梁的明显抬高和三维轮廓的改善

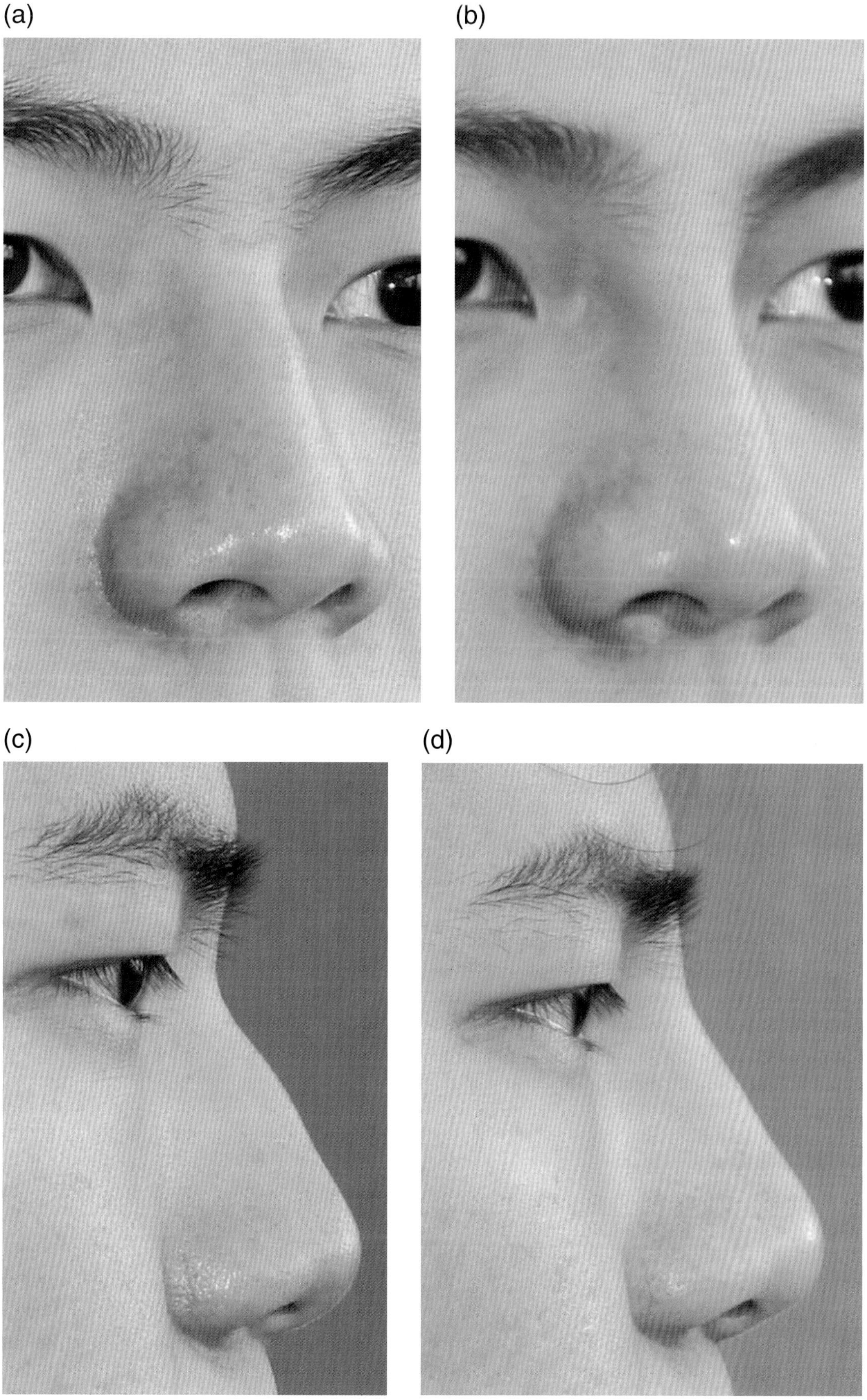

(a)

(b)

(c)

(d)

图7.5 （a～d）一名28岁的亚洲男性，要求增加鼻梁和鼻尖立体感，填充2mL的透明质酸后的效果 **151**

充注射支撑，可以将鼻尖抬高。

过去，填充物只用于填充鼻背，但目前各种各样的填充物具有不同程度的内聚性，可更好地修正和塑造鼻尖、鼻小柱和鼻基底。注射鼻整形术的美学设计原则应该与外科隆鼻术相同，填充物代替了植入物或软骨移植。

某些情况下，例如将眉背线与眉毛内侧线（眶鼻线）融合在一起，填充物可能比单独植入物更有效，因为填充材料可在鼻子侧面和眉毛内侧末端之间创造更平滑和弯曲的过渡。外来移植体可加重垂直的眉间沟，但其中的凹槽并不美观，破坏了连续的眶鼻线[21]。

7.5 疼痛缓解

鼻部注射前，一个有用的技巧是在眶上和眶下孔分别注射少量（0.25mL）的利多卡因（2%）和肾上腺素1∶20 000，注意不要让针头进入孔内，损伤血管或神经。这不仅提供一定程度的麻醉效果，而且还引起血管收缩，可能会降低栓塞的发生风险。局部阻滞麻醉在填充物注射前10～15min进行，以便有足够的时间实现血管收缩，有时可看到血管区域的白化。在注射部位使用冰袋也能促进血管收缩。

7.6 注射技术

医生个人偏好、自身经验和对工具的熟悉程度将决定是使用钝针还是锐针进行鼻部填充物注射，但使用哪类针都可获得较好疗效[22]。作者更喜欢用0.5in（1in=2.54cm）的30G锐针，因为注射时更易感受到针感，有助于更准确地将填充物放置在想填充的层次，大多数情况下应选择骨膜层注射，注射前要先回抽，以确保针头没有进入血管，并且注入时应缓慢而稳定。用30G针可减慢注射物流量，减少高压下的快速输送。放慢注射速度也能让人更好地意识到鼻部容积变化过程，可感知到鼻形的细微变化。只要沿中线注射于骨膜层，血管栓塞的风险就可最小化。同时还应时刻注意潜在的血管解剖结构，尽量减少损伤血管的风险。

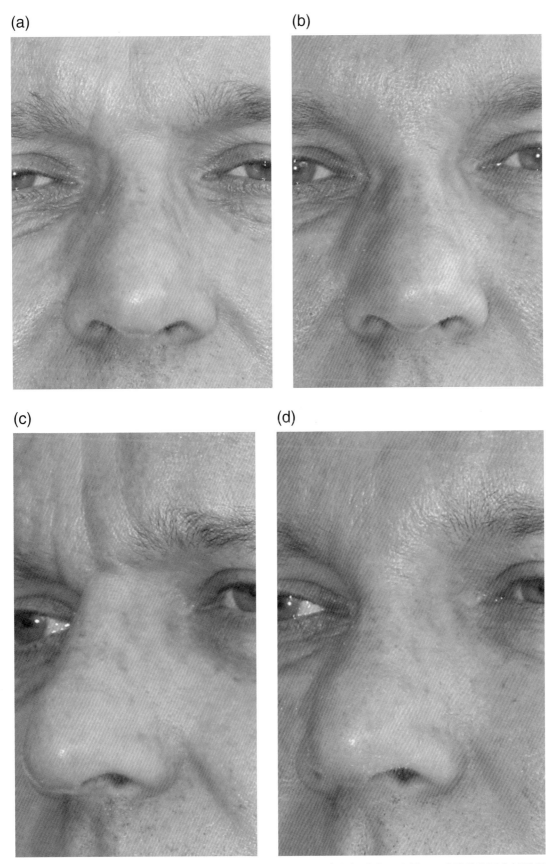

图7.6 （a~d）一名49岁白人男性，眉间凹陷和眉间纹深，鼻根部消瘦；注射1mL透明质酸用来抚平眉纹，拓宽鼻根，与眉毛内侧保持美学连续性：（a）注射前正面观。（b）注射后正面观。（c）注射前左斜观。（d）注射后左斜观

7.6.1 鼻部六点注射技术（非常安全）

此技术简单、安全，可改善鼻背和鼻尖形状，因为所有6个注射点都在鼻中线，并注射到骨膜或软骨深处。使用30G锐针，垂直穿过皮肤和软组织，直到针尖最靠近骨头。轻轻进行回抽，检查是否有血液回流。然后缓慢注射填充物，保持压力稳定，当针头退针到表面，从而形成一个垂直的填充柱，它有宽底窄顶（像石笋一样），可提供更多的结构支撑皮肤。通过在骨膜上开始注射，血管栓塞的可能性更小，随着填充剂的连续垂直柱的形成，针路径上的血管都被填充剂边缘推离。每次注射的剂量为0.1~0.2mL。必须特别注意求美者皮肤突然变白和剧烈疼痛的情况，这可能提示血管闭塞，需要立即用透明质酸酶治疗。

第1点——这是鼻根的最低点，通常位于眉毛内侧和眼角内侧的中间位置。

第2点——这是第1点和鼻背峰处或鼻K点之间的中间位置。

第3点——这个点刚好在鼻背峰的下方，将填充物注射到鼻软骨背处。

第4点——位于鼻尖上凹陷处。

第5点——入针点在鼻尖处，针垂直向下插入鼻前棘，穿过内侧脚之间的小柱。注射开始从深层进行，随着线性退针，一个鼻尖水平结构支架就形成了。

第6点——这个点略高于第5点，皮下注射填充剂以改善鼻尖，并创造美学上的细微差别（图7.7a~f）。

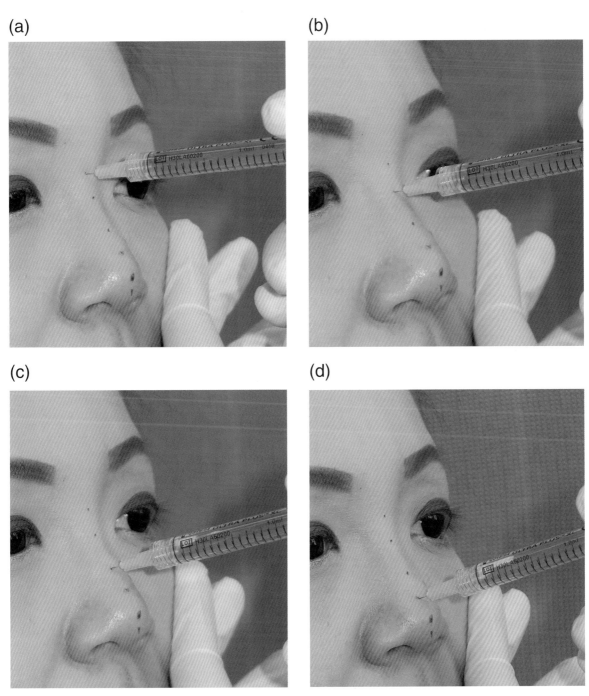

图7.7 （a~h）鼻整形注射技术。求美者应采取笔直坐姿，头部舒适地靠在手术椅靠背上。眶上和眶下神经阻滞麻醉，0.2mL 2%的利多卡因和肾上腺素1 : 20 000用于缓解疼痛和血管收缩。（a）透明质酸填充剂使用30G锐针垂直向下注射至鼻中线骨膜层。团块状填充物直接被注射至骨膜，直到鼻达到预想高度。（b~d）将针移出，并在先前注射处较低的位置更换，以形成一系列断开连接的填充团块，共同创建一个纤细的美观桥。（e）从鼻前棘到鼻尖逆行注射长柱状的填充物，形成鼻小柱支柱。这种线性注射应该在鼻小柱内侧较深位置而不是在其表面操作，因为鼻小柱动脉在鼻小柱皮肤下表面走行。（f）为了进一步改善鼻尖，在鼻尖中线皮下注射少量填充物，从而避开任何主要血管。（g，h）最后，在鼻根的两侧补充注射填充物，形成平滑弯曲的鼻眶美学线

(e)　　　　　　　　　　　　　　　　(f)

(g)　　　　　　　　　　　　　　　　(h)

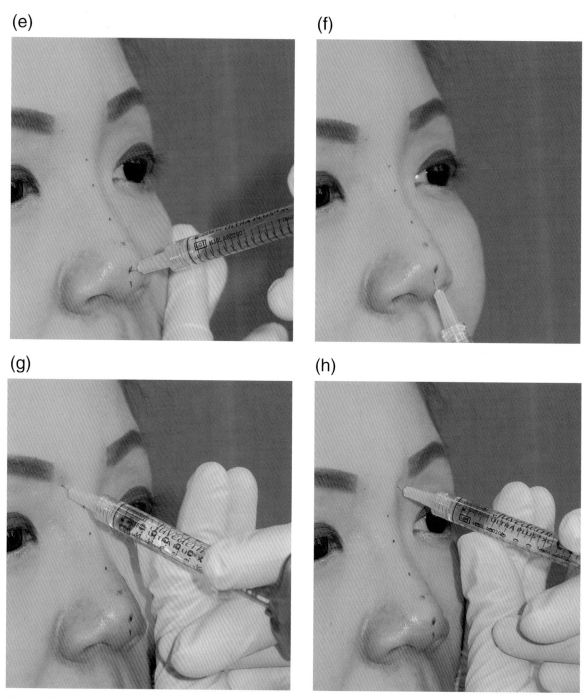

图7.7（续）

7.6.2 鼻部八点注射技术（安全但可能有风险）

该技术跟六点注射法类似，在中线两侧和第1点到眉毛内侧边缘的中间加上2个额外的点（第7点和第8点）（图7.7g、h）。这样可以扩大鼻根，创造出更美观的眶鼻线。注射应该深入骨头以避免进入血管。如果注射剂量过大或针误入皮下，滑车动脉区域的血管损害和坏死是一个潜在的风险。一个接受八点注射技术的求美者如图7.8所示。

7.6.3 鼻部十点注射技术（风险更大）

该技术不常用。另外2个点（第9点和第10点）被设计在鼻翼小叶两侧的鼻唇襞上端，注射后用于缩小鼻子的表面宽度。利用缓慢稳定的压力，将填充物以球形的形式通过梨状孔的侧面直接深深地注射到骨膜上。该注射技术更高级，如果注射不当，可能会堵塞面动脉的分支甚至是动脉本身。只要注射针触碰到骨头，由于骨膜上没有大血管，所以几乎没有损伤血管的风险。当在这个区域注射得太浅时，风险就会增加，因为面动脉在这个点非常浅。

7.7 提高注射疗效的10个提示

（1）求美者采取直立坐姿，头部稳定，光线良好。

（2）选择能够移除的注射填充物，因此HA是最安全的。

（3）选择使用亲水性最低的透明质酸填充剂。

（4）开始注射前，备好透明质酸酶，严重的并发症可能随时发生。

（5）注射时使用30G的锐针，针头可直接接触骨头或软骨；用30G针可减慢注射速度，有助于掌控正确的填充量。

（6）保持中线注射。

（7）注意潜在的解剖结构，远离骨孔。

(a)　　　　　　　　　(b)　　　　　　　　　(c)

(d)　　　　　　　　　(e)　　　　　　　　　(f)

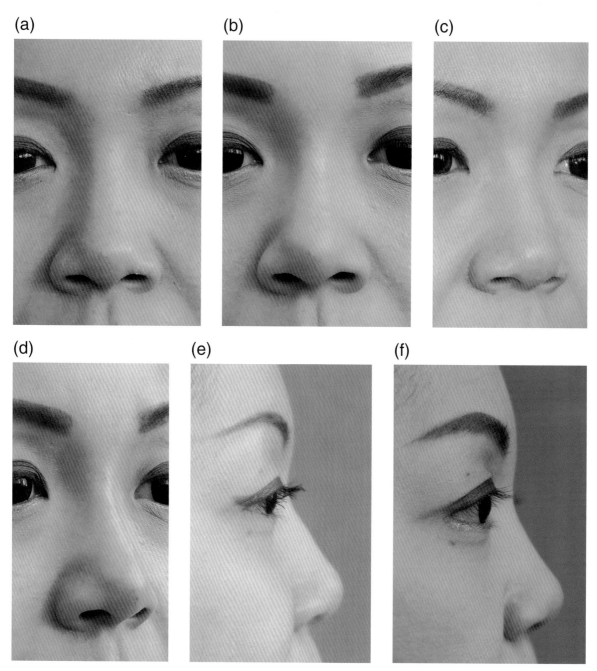

图7.8　（a~f）一名40岁的亚洲女性希望改善鼻梁、鼻眶线和鼻尖，注射前和注射后的不同视图。应用八点注射技术使用1.5mL透明质酸填充剂

（8）使用钝针要谨慎，因为钝针容易滑入阻力最小平面，也就是血管所在的层次；很难保证钝针与鼻背骨膜层接触。

（9）使用利多卡因和肾上腺素进行局部神经阻滞。

（10）避免沿着鼻梁进行长而连续的填充注射，因为这会造成不美观的香肠状外观。

参考文献

[1] De Lacerda, D.A. and Zancanaro, P. (2007). Filler rhinoplasty. *Dermatol. Surg.* 33: S207–S212.

[2] Humphrey, C.D., Arkins, J.P., and Dayan, S.H. (2009 Nov–Dec). Soft tissue fillers in the nose. *Aesthet. Surg. J.* 29 (6): 477–484.

[3] Piggot, J.R. and Yazdani, A. (2011 Winter). Hyaluronic acid used for the correction of nasal deviation in an 18 year old middle eastern man. *Can. J. Plast. Surg.* 19 (4): 156–158.

[4] Redaelli, A. (2008). Medical rhinoplasty with hyaluronic acid and botulinum toxin A: a very simple and quite effective technique. *J. Cosmet. Dermatol.* 7: 210–220.

[5] Liew, S., Wu, W.T.L., Chan, H.H. et al. (2015 Sep 25). Consensus on changing trends, attitudes, and concepts of Asian beauty. *Aesthet. Plast. Surg.* 40 (2): 193–201.

[6] WTL, W., Liew, S., Chan, H.H. et al. (18 February 2016). Consensus on current injectable treatment strategies in the Asian face. *Aesthet. Plast. Surg.* 40 (2): 202–214.

[7] Park, S.W., Woo, S.J., Park, K.H. et al. (Oct 2012). Iatrogenic retinal artery occlusion caused by cosmetic facial filler injections. *Am. J. Optom.* 154 (4): 653–662.

[8] Lazzeri, S., Figus, M., Nardi, M. et al. (Feb 2013). Iatrogenic retinal artery occlusion caused by cosmetic facial filler injections. *Am. J. Optom.* 155 (2): 407–408.

[9] Carruthers, J.D., Fagien, S., Rohrich, R.J. et al. (2014 Dec). Blindness caused by cosmetic filler injection: a review of cause and therapy. *Plast. Reconstr. Surg.* 134 (6): 1197–1201.

[10] He, M.S., Sheu, M.M., Huang, Z.L. et al. (2013). Sudden bilateral vision loss and brain infarction following cosmetic hyaluronic acid injection. *JAMA Ophthalmol.* 131: 1234–1235.

[11] Kim, E.G., Eom, T.K., and Kang, S.J. (2014). Severe visual loss and cerebral infarction after injection of hyaluronic acid gel. *J. Craniofac. Surg.* 25 (2): 684–686.

[12] Kim, Y.J., Kim, S.S., Song, W.K. et al. (2011). Ocular ischemia with hypotony after injection of hyaluronic acid gel. *Ophthal. Plast. Reconstr. Surg.* 27 (6): 152–155.

[13] Lazzeri, D., Agostini, T., Figus, M. et al. (2012 Apr). Blindness following cosmetic injections of the face. *Plast. Reconstr. Surg.* 129 (4): 995–1012.

[14] Liu, O.G., Chunming, L., Juanjuan, W., and Xiaoyan, X. (2014). Central retinal artery occlusion and cerebral infraction following forehead injection with a corticosteroid suspension for vitiligo. *Indian J. Dermatol. Venereol. Leprol.* 80: 177–179.

[15] Jiang, X., Liu, D.L., and Chen, B. (2014). Middle temporal vein: a fatal hazard in injection cosmetic surgery for temple augmentation. *JAMA Facial Plast. Surg.* 16 (3): 227–229.

[16] Tansatit, T., Apinuntrum, P., and Phetudom, T. (Oct 2015). Temporal vein and the drainage vascular networks to assess the potential complications and the preventive maneuver during temporal augmentation using both anterograde and retrograde injections. *Aesthet. Plast. Surg.* 39 (5): 791–799.

[17] De Lorenzi, C. (2014). Complications of injectable fillers, part 2: vascular complications. *Aesthet. Surg. J.* 34 (4): 584–600.

[18] Beleznay, K., Carruthers, J.D.A., Humphrey, S., and Jones, D. (2015). Avoiding and treating blindness from fillers: a review of the world literature. *Dermatol. Surg.* 41 (10): 1097–1117.

[19] Wu, W.T.L. (1992). The oriental nose: an anatomical basis for surgery. *Ann. Acad. Med. Singap.* 21: 176–189.

[20] Saban, Y., Amodeo, C.A., Bouaziz, D., and Polselli, R. (2012). Nasal arterial vasculature: Medical and surgical applications. *Arch Facial Plast Surg.* 14 (6): 429–436.

[21] Wu, W.T.L. (2009). Periorbital rejuvenation with injectable fillers. In: *Facial Rejuvenation with Fillers*, Techniques in Aesthetic Plastic Surgery Series (ed. S.R. Cohen and T.M. Born), 93–105. Saunders.

[22] Wu, W., Carlisle, I., Huang, P. et al. (Feb 2010). Novel administration technique for large particle stabilised hyaluronic acid-based gel of non-animal origin in facial tissue augmentation. *Aesthet. Plast. Surg.* 34 (1): 88–95.

第8章

唇部

Shannon Humphrey

Carruthers & Humphrey Cosmetic Dermatology and University of British Columbia, Vancouver, British Columbia, Canada

8.1 概论

嘴唇可以对整体面部外观产生惊人的影响，在性吸引力方面发挥着关键作用，尤其对于年轻女性：饱满，轮廓分明，完美的丘比特之弓，嘴角微微上扬。自20世纪80年代胶原蛋白被引入以来，丰唇的需求一直在稳步增长。更持久且非永久性软组织填充物的引入，如透明质酸（HA），在皮肤美容领域产生了重大影响，在过去6年里，HA填充数量增长了79%[1]。然而，早期的丰唇会填充过度导致鸭嘴样外观，已被其他更为自然的治疗方法所取代。重新塑造嘴唇的自然形状和轮廓，已经成为整体恢复面部平衡和和谐的重要组成要素。

8.2 唇部美学比例

过去30年，随着面部年轻化的非侵入性技术的日益流行，人们投

Injectable Fillers: Facial Shaping and Contouring, Second Edition.
Edited by Derek H. Jones and Arthur Swift.
© 2019 John Wiley & Sons Ltd. Published 2019 by John Wiley & Sons Ltd.
Companion website: www.wiley.com/go/jones/injectable_fillers

入更多的精力去了解美丽面孔的品质。研究一致认为有吸引力的面部特征是：椭圆形的脸，大而圆的眼睛，小鼻，性感的嘴唇[2]。丰满的嘴唇给人一种年轻、健康和性感的感觉[3]。早期的希腊哲学家看到了美和数学之间的紧密联系，他们用对称、和谐和几何来描述美[4]。在对面部美的多项研究中，美的最典型特征是对称，其次是平衡与和谐[5]。数千年来，一种数学关系一直吸引着艺术家和学者的兴趣：黄金比例或神圣比例，即1∶1.618的数学比例，也就是Phi的值。据报道，黄金比例存在于所有美丽的事物中，不管是活着的还是无生命的。这个比例也存在于美丽的嘴唇中[5]。实质上，上唇比下唇突出2～3mm，但几乎总比下唇更窄小，更不饱满。根据黄金分割标准，年轻白种人嘴唇的理想上、下唇垂直高度比是1∶1.6[5-6]（图8.1），夸大或改变这个比例会破坏上、下唇之间微妙的平衡[7]。

种族差异

毋庸置疑，不同种族者的嘴唇形态有所不同。研究表明，亚洲人、非洲人和高加索人的嘴唇有很大的差异，特别是在嘴唇丰满度方面[8-9]。许多非洲和亚洲女性从基因上讲上唇较大，上、下唇垂直高度比接近1∶1。许多少数民族的求美者根据他们的文化和种族背景来做丰唇手术，并不追求西方的"理想"唇形。在丰唇注射的评估和治疗方案中考虑这些民族差异和审美偏好是至关重要的，以避免不恰当的比例和求美者的满意度下降[9]。

8.3 老化的嘴唇

口周区域是一个重要的美学单位，包括嘴唇、人中、鼻唇沟和木偶线。上唇分为3个亚单位，著名的丘比特之弓、上唇红唇中心区域和红唇皮肤交界处（白唇卷曲）。人中嵴从弓的每个圆弧向上延伸到人中两侧的小柱的基部（图8.1）[10]。

口周区与年龄相关的变化有3个因素：动态肌肉活动，由于骨吸收和脂肪垫吸收、再分配引起的容积变化，以及内在和外在的皮肤老化。

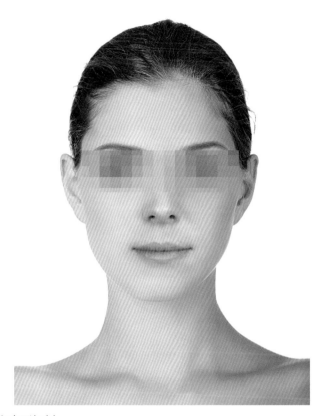

图8.1　理想的嘴唇比例和表面解剖

口轮匝肌的重复活动导致嘴唇周围形成细小的口周皱纹，而口角提肌、提上唇鼻翼肌、颧大肌和颧小肌收缩则导致法令纹的形成（图8.2）。木偶线由上至下由降口角肌（DAO）皮肤插入形成，下至下颌骨韧带[4]。

在衰老过程中，嘴和唇周围的骨骼和软组织结构发生了重大变化，导致唇形和支撑也发生变化。面部骨骼构成了软组织赖以依附的框架。在下面部，骨吸收会导致上颌后缩和下颌高度降低[11-12]。深层脂肪为浅层皮下脂肪提供支撑，皮下脂肪又被划分为不同的解剖区域[13]。面部衰老的主要过程是松弛，而不是下降，骨骼重塑和随后的

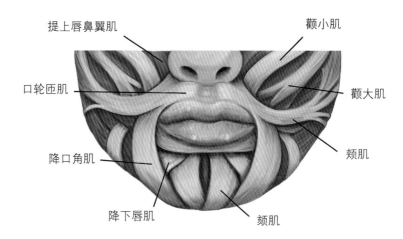

提上唇鼻翼肌

颧小肌

口轮匝肌

颧大肌

颊肌

降口角肌

降下唇肌

颏肌

图8.2 口周肌肉解剖

轮廓变化加剧了表层和深层脂肪的显著萎缩[14-15]。人们把衰老对面部的影响比作桌子上的桌布，收缩时会导致桌布折叠或下垂[16]。

口周区域的脂肪隔室不如上面部特征明显。Rohrich和Pessa定义了皮下脂肪的多个解剖隔层，它们可以独立衰老。颧部脂肪由内侧、中部和外侧3个不同的颧颊脂肪区组成；鼻唇沟是一个单独的单元；而下巴的脂肪是脂肪区中最弱的。尸检显示，颧浅脂肪隔层的最下方和鼻唇沟的交界处有一个饱满的区域（口周丘）。虽然还不清楚口周丘是一个单独的腔室还是鼻唇腔室的延伸或突出，但它似乎是脂肪随时间沉积的区域[17]。

口周衰老是整个面部软组织衰老变化的复杂相互作用所致；上面部浅层和深层脂肪区体积的减少和脂肪的下降在很大限度上导致了下面部的衰老，包括鼻唇纹、木偶纹和双下巴。皮下脂肪沉积的体积减少、深层软组织下垂、韧带松弛，导致皮肤下垂、皱纹加剧，如果把注意力转移到嘴唇上，则表现为鼻唇沟加深，双下巴出现，口腔人中向下，最终形成更深的木偶线[18]。口轮匝肌的长期活动，加上各种内外因素，导致色素沉着、肌理不规则，出现纵向唇纹[7]（图8.3）。

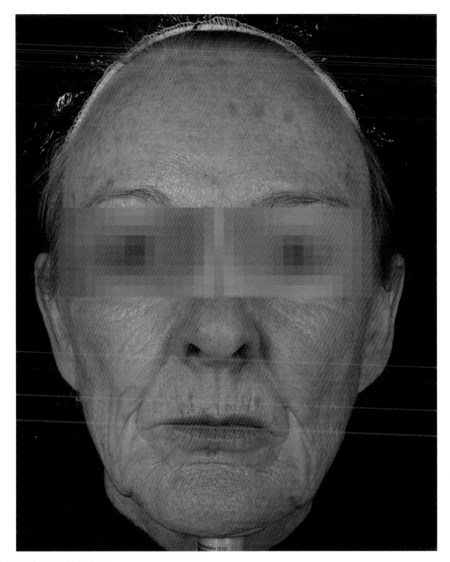

图8.3 口周美学单位和衰老表现

嘴唇的基本比例——黄金比例会随着时间的推移而变化。唇的体积不一定会减少，而是沿着嘴唇的长度重新分配[19]，造成显著变化：上唇的皮肤部分变长，而上唇的朱红变薄。嘴唇边缘可能会变钝，丘比特弓变平，而下唇变薄并向内滚动[4,7,18,20]。

8.4 唇部填充的历史

1981年，美国FDA批准注射用的牛胶原蛋白作为鼻唇沟的真皮填充剂，这预示着面部年轻化新时代的到来。几年后，第一批关于胶原蛋白用于丰唇的报道出现了，重点是改善丘比特弓，延长人中，增加上下唇的体积。对于注射，没有合理的指导原则，也无恰当的美学比例的信息。单独进行唇部治疗，治疗的不良反应也很明显：20世纪80年代，过度填充的嘴唇膨胀明显，与面部其他部分不成比例（图8.4）。

注射医生最终意识到，嘴唇的形状与体积同样重要，甚至更重要，同时面部的协调源于比例[21]。丰唇是高度个性化的，治疗策略的设计已经着眼于嘴唇与整个面部的关系。越来越多的人认识到中面部体积减少的影响，这意味着更强调下面部容量的补充，除了直接进行唇部填充外，而且还需要脸颊、下巴和下巴内脂肪垫的容积补充。由于衰老过程是综合出现的，不能孤立看待，因此必须综合治疗使整个口周区恢复活力[4]。通常情况下，首先解决口腔周围区域的脂肪减少和骨重塑，自然会产生更美丽的嘴唇，而不需要任何直接注射 （图8.5）。

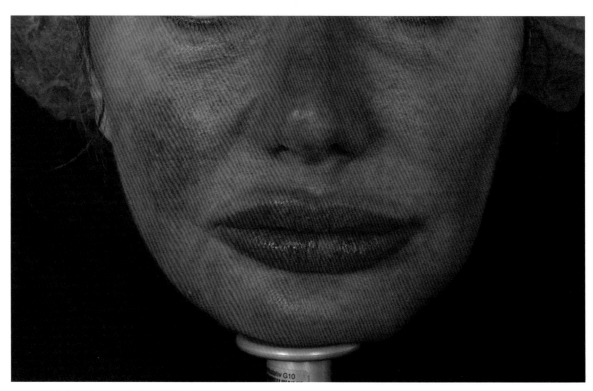

图8.4 填充过度的"鸭唇"样外观

(a)　　　　　　　　　　　　　　　(b)

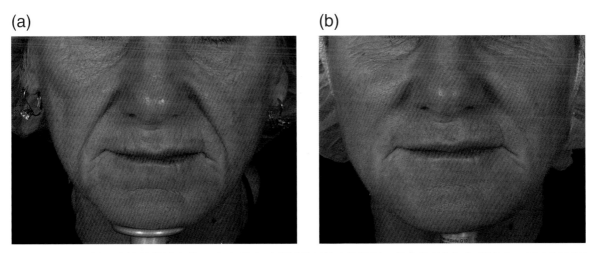

图8.5　（a）口周的支撑结构填充前。（b）填充后嘴唇外观的改善情况。并未处理朱红色嘴唇（HA填充深层面颊脂肪垫、颊窝、鼻唇沟、木偶纹）

现今嘴唇被重新赋予活力，而不是仅仅通过单纯填充、调整比例来实现。同时应该将丢失的表面结构重新补充，根据求美者的独特特征、文化背景和个性化诉求，对口周区域进行精心设计，以提供支撑和改善嘴唇的自然形状。

8.5　唇部活力的恢复

因为嘴唇和口腔周围的解剖多样化，几乎不可能只用一种方法恢复其年轻化状态。唇部恢复活力的方法多样：增加整体的饱满度，优化上、下唇比例（图8.6），扩大唇缘，增加其清晰度，改善唇部皮肤纹理（图8.7），进一步修正丘比特弓或人中，改善口角，恢复口周对称性，软化唇部质地等。无论何种情况，治疗方法都始于深入的解剖评估，不仅是对嘴唇本身，还包括唇周的支撑结构。对解剖结构进行分析，如嘴唇的形状和体积、红唇的量和质地、口周其他区域的容积和支撑等，是确定后续治疗计划和策略的关键。

(a)

(b)

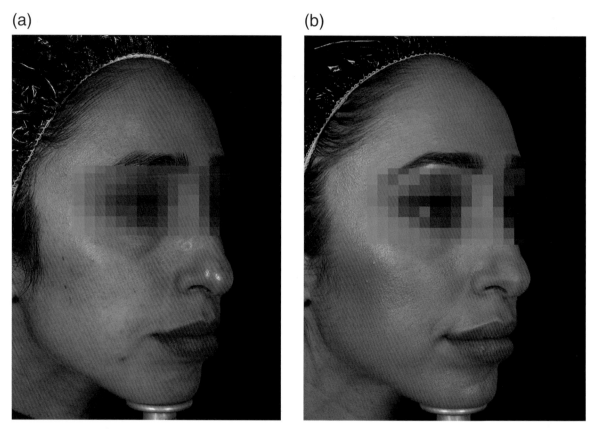

图8.6 使用HA调整唇部比例。（a）治疗前。（b）治疗后

(a)

(b)

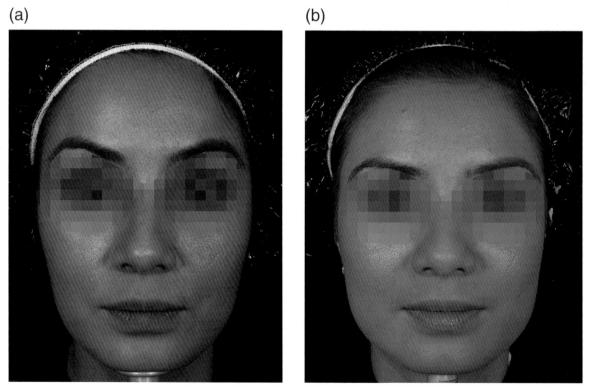

图8.7 （a）HA治疗前。（b）治疗后嘴唇比例的改善

8.5.1 填充剂的选择

口周填充治疗的容错率很低，治疗难度较高，无论是填充剂的置入层次还是使用的体积。口轮匝肌的反复作用导致注射物聚集，导致结节、块状或移位，特别是高黏弹性的较硬产品[7]。永久填充剂或颗粒填充剂，如聚甲基丙烯酸甲酯和羟基磷灰石钙，唇部填充不良反应发生率高，如结节或迟发性变态反应，嘴唇部位注射禁用。尽管唇部填充物的选择取决于几个因素，包括注射器、注射面积和所需体积，但HA由于其便捷性和可溶解性，已成为唇部娇嫩皮肤和口周区域使用的治疗选择之一[22]。

HA可通过与局部麻醉剂或生理盐水复配调整其黏度和流变性，以达到最佳特性进行唇及口周区域填充，或者是可以在不同的区域使用的具有各种黏弹性和提升能力的多种浓度的填充物。作者倾向于使用Juvéderm®系列产品（Allergan Inc., Irvine, CA）：Volbella®（15mg/mL HA）用于唇体的柔软增强和表面注射的纹理改善；Volift®（17mg/mL）用于唇轮廓、口角和鼻唇襞；Voluma®（20mg/mL）用于注射木偶线。Voluma®也可以用100%的生理盐水复配，以治疗精细的口周皱纹。

8.5.2 锐针、钝针和麻醉

就像填充剂的选择一样，注射使用锐针还是钝针取决于医生的偏好。钝针可在整个唇部注射减少注射次数，潜在地减少了局部不良反应的发生率。Fulton和他的同事们发现，钝针在用于唇内填充剂注射时，与27G针相比明显减少了疼痛、淤伤和淤斑的发生率[23]。作者通常使用28G Excel针或30G 1.5″钝针和BD 31G胰岛素注射器联合。

唇部注射疼痛感较强，以前使用利多卡因神经阻滞或者局部麻醉，注射前30min应用利多卡因局麻对于预混利多卡因的HA制剂来说意义不大。注射前后敷上冰袋可减轻肿胀和压痛。

8.5.3 治疗方法

恢复唇部活力的方法是既需考虑嘴唇的形状，还需考虑了下面部的支撑[3]。对于年长者来说，下面部的容积减少明显，增加口周围组织支撑——包括中面部，沿着鼻唇沟、木偶纹和下巴，比直接给嘴唇注射更重要。

美化嘴唇的本质围绕着精细的饱满度改善和恢复其清晰度、对称和平衡性，包括两点：再造和改善上唇白卷，调整垂直高度和嘴唇长度的比例[5]。对于年长求美者，还需重塑其嘴唇的结构标志。本章附带一段作者注射唇部的视频。首先处理朱红色边界，为随后的治疗提供框架，进一步改善精细的口周皱纹[20]。作者通常从外侧上唇开始，向中间移动，沿着白线注射填充物到人中底部（见视频）。使用穿线技术沿着人中注射填充剂可以改善嘴唇和丘比特弓的轮廓，而随后在圆柱两侧的湿卷中注射填充剂可以增加丰满度和形状[18,20]。识别自然突出的区域—— 一个在上唇中线，一个在上唇两侧的外侧，一个在下唇两侧中线的外侧——有助于识别注射部位[7]。在下唇，注射到唇缘抬高嘴角，可能会改善木偶线。

8.6 联合治疗

口周区域易受内在和外在老化的所有因素影响，表现为皮肤颜色、肤质和纹理的衰老变化。对于大多数求美者，包括唇线明显的放射状或严重光损伤的求美者，口周区的最佳年轻化方案需要综合治疗，包括两种或两种以上的治疗方法，特别是应用A型肉毒毒素（BoNT-A）和基于能量的设备进行紧致和改善质地的治疗（图8.8）。

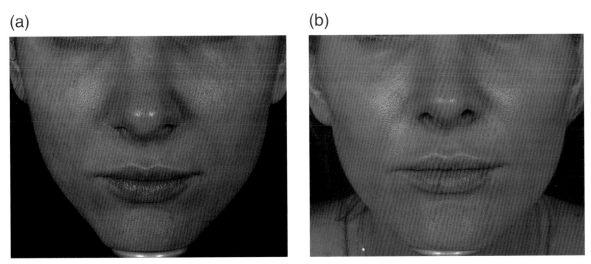

图8.8　（a）求美者术前。（b）用聚乳酸治疗梨状窝术后，口周使用A型肉毒毒素改善老化，下面部给予非剥脱性点阵激光（1440nm）和射频治疗

8.6.1　肉毒毒素

使用填充物和BoNT-A的联合治疗的优势已被充分证明[24-26]。BoNT-A最大限度地抑制肌肉收缩，延长填充物植入的维持时间，特别适用于口周年轻化[26]。在系统比较BoNT-A和HA单独或联合治疗衰老的下面部时，联合治疗整体改善更为明显，效果更持久[26]。小剂量的BoNT-A在嘴唇周围可改善放射状唇纹[4]。作者偏好使用2.5mL稀释A型肉毒毒素100U，剂量范围为3~8U。对于年轻人，由颈阔肌和下颌肌强度引起的轻微下颌缘下降可以用BoNT-A矫正；将肉毒毒素注射到降口角肌可减轻其对口角的下拉作用，增加提上唇鼻翼肌的活动度，提升口角，同时延长填充剂的维持时间[20]。口周肌肉的活动可缩短BoNT-A的疗效持续时间，通常每2~3个月就要补充注射1次。

8.6.2 表面重建和能量设备治疗

系统的口周年轻化治疗通常包括各种形式的表皮重建，以完全恢复活力[4]。治疗过程损伤表皮和真皮层，启动组织修复级联反应，治疗后炎症介质诱导成纤维细胞产生新的胶原蛋白和弹性蛋白，最终导致皮肤重塑和年轻化。微晶磨皮、化学剥脱、二氧化碳（CO_2）激光或铒:钇铝石榴石（Er:YAG）激光可提供不同程度的表面重建。特别是剥脱性激光，其效果显著，但有一定恢复期和不良事件的发生，甚至有产生瘢痕的风险[27-28]。

因此，剥脱性技术在很大程度上已被非剥脱能量技术所取代，非剥脱技术诱导真皮新胶原蛋白生成，而表皮破坏最小，降低了不良事件的发生率，并缩短了恢复时间。非剥脱性设备不会损伤表皮，而是将热能定向到网状真皮层和皮下层，导致组织收缩和后续重塑，从而引起皮肤的紧致和抬升。强脉冲光（IPL）已被证明可以改善皮肤质地、毛孔大小和细纹；对于有动态皱纹的求美者，联合使用IPL和BoNT-A比单独使用IPL效果更好[29-30]。射频设备和高强度聚焦超声的紧肤治疗可用于改善口腔周围区域的细纹，并且与BoNT-A和其他方法联合使用效果更好[31-33]。

8.7 副作用和并发症

与注射相关的常见副作用包括疼痛、淤青和肿胀，这些症状通常比较轻微，几天内就会消退[9]。嘴唇特别容易出现血肿和损伤[34]。明显的肿胀通常在1~2天消退；轻微的肿胀可以持续10~14天。其间，最好不要进行调整治疗，直到所有的肿胀已经消退，以便进行准确的临床评估。

嘴唇的并发症很少，但包括不规则、不对称和可触及的结节，通常归因于填充物或注射技术的选择不当[18]。口周区域面积精细，建议采用小剂量注射的保守方法，如有必要，可在最初治疗后的1~2周进行后续补充注射。这种方法将减轻注射相关副作用的严重程度，并避免矫正过度。填充体积过度可能导致结块、串珠和植入物的肉眼可

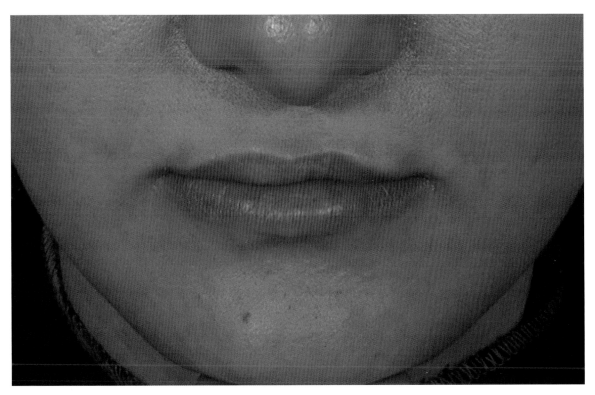

图8.9　唇部填充HA的副作用

见（图8.9）。结节形成和过敏反应主要与永久的或颗粒的填充物有关，但也有在使用HA治疗后发生的报道[35]。

彻底了解口周血管的位置至关重要。Vente及其同事发现9名用HA进行嘴唇和口周填充治疗的女性，虽然没有发生严重并发症，但注射区域非常危险，靠近部分重要结构，如血管[36]。面动脉的分支——上唇动脉和下唇动脉沿着上唇和下唇的边缘分布。血管闭塞是一种罕见但严重的并发症，发生在注入填充物到唇动脉时，导致血管损害、栓塞或组织坏死[37]（图8.10）。治疗措施包括注射透明质酸酶、热敷、按摩，在出现病情恶化和即将发生坏死的迹象时，可使用阿司匹林、强的松和硝酸甘油膏。

透明质酸酶是一种可溶性蛋白酶，可在局部注射部位分解和水解

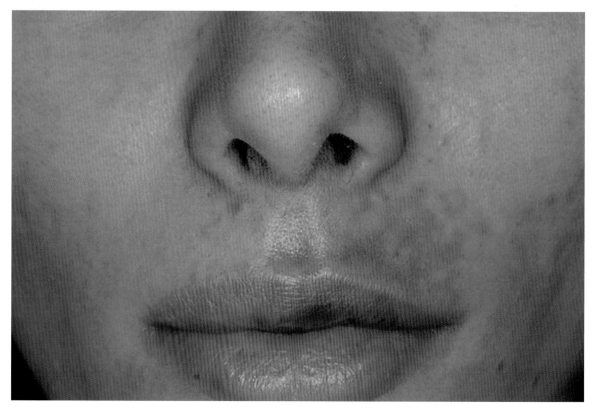

图8.10 唇部填充HA 1.5天，血管栓塞（图片由David Zloty MD FRCPC提供）

透明质酸。透明质酸酶是注射必备材料，使用透明质酸酶，可防止不必要的副作用，特别是在唇部注射使用，因为即使是最细微的过度矫正也会使人看起来非常不自然[38]。

8.8 结论

轮廓线美观且性感饱满的嘴唇是决定面部吸引力的重要特征之一。随着时间的推移，上唇美丽、清晰的拱形结构逐渐消失，取而代之的是薄而不清的上唇，并伴有软组织萎缩和重新分布，导致显著的衰老改变。现代唇部修复技术从整体上考虑了衰老对面部的影响，着重于下面部的容积修复。对于口周区域出现明显衰老和容积损失的求美者，通过增加口腔周围支撑结构的容积来更新支持比单纯填充嘴唇本身更重要，以改善细纹和自然嘴唇比例。根据个体的解剖结构、种族背景和个人目标量身定制治疗方案将取得更佳疗效。对于有严重衰老、体积缺失和光损伤表现的个体，需要多种治疗策略联合治疗。

参考文献

[1] American Society for Dermatologic Surgery. (2017). 2017 dermatologic procedures data. Retrieved October 1, 2018 from https://www.asds.net/portals/0/PDF/procedure-survey-results-infographic-2017.pdf.

[2] Etcoff, N. (1999). *Survival of the Prettiest: The Science of Beauty*. New York: Doubleday.

[3] Klein, A.W. (2005). In search of the perfect lip: 2005. *Dermatol. Surg.* 31 (11 Pt 2): 1599–1603.

[4] Perkins, N.W., Smith, S.P. Jr., and Williams, E.F. 3rd. (2007). Perioral rejuvenation: complementary techniques and procedures. *Facial Plast. Surg. Clin. North Am.* 15: 423–432.

[5] Swift, A. and Remington, K. (2011). BeautiPHIcation: a global approach to facial beauty. *Clin. Plast. Surg.* 28: 347–377.

[6] Mandy, S. (2007). Art of the lip. *Dermatol. Surg.* 33: 521–522.

[7] Sarnoff, D.S. and Gotkin, R.H. (2012). Six steps to the "perfect" lip. *J. Drugs Dermatol.* 11: 1081–1088.

[8] Wong, W.W., Davis, D.G., Camp, M.C., and Gupta, S.C. (2010). Contribution of lip proportions to facial aesthetics in different ethnicities: a three-dimensional analysis. *J. Plast. Reconstr. Aesthet. Surg.* 63: 2032–2039.

[9] Nelson, A.A., Callendar, V.D., Kim, J., and Beddingfield, F.C. (2013). Lip augmentation. In: *Procedures in Cosmetic Dermatology: Soft-Tissue Augmentation* (ed. J. Carruthers and A. Carruthers), 140–146. London: Elsevier Saunders.

[10] Maloney, B.P., Truswell, W. 4th, and Waldman, S.R. (2012). Lip augmentation: discussion and debate. *Facial Plast. Surg. Clin. North Am.* 20: 327–346.

[11] Shaw, R.B. Jr., Katzel, E.B., Koltz, P.F. et al. (2010). Aging of the mandible and its aesthetic implications. *Plast. Reconstr. Surg.* 125: 332–342.

[12] Pessa, J.E., Slice, D.E., Hanz, K.R. et al. (2008). Aging and the shape of the mandible. *Plast. Reconstr. Surg.* 121: 196–200.

[13] Rohrich, R.J. and Pessa, J.E. (2007). The fat compartments of the face: anatomy and clinical implications for cosmetic surgery. *Plast. Reconstr. Surg.* 119: 2219–2227.

[14] Lambros, V. (2008). Models of facial aging and implications for treatment. *Clin. Plast. Surg.* 35: 319–327.

[15] Fitzgerald, R., Graivier, M.H., Kane, M. et al. (2010). Update on facial aging. *Aesthet. Surg. J.* 30 (Suppl): 11S–24S.

[16] Vleggaar, D. and Fitzgerald, R. (2008). Dermatological implications of skeletal aging: a focus on supraperiosteal volumization for perioral rejuvenation. *J. Drugs Dermatol.* 7: 209–220.

[17] 17. Sullivan, P.K., Hoy, E.A., Mehan, V., and Singer, D.P. (2010). An anatomical evaluation and surgical approach to the perioral mound in facial rejuvenation. *Plast. Reconstr. Surg.* 126: 1333–1340.

[18] Sclafani, A.P. (2005). Soft tissue fillers for management of the aging perioral complex. *Facial Plast. Surg.* 21: 74–78.

[19] Iblher, N., Kloepper, J., Penna, V. et al. (2008). Changes in the aging upper lip – a photomorphometric and MRI-based study (on a quest to find the right rejuvenation approach). *J. Plast. Reconstr. Aesthet. Surg.* 61: 1170–1176.

[20] Wollina, U. (2013). Perioral rejuvenation: restoration of attractiveness in aging females by minimally invasive procedures. *Clin. Interv. Aging* 8: 1149–1155.

[21] Tessier, P. (1987). Foreward. In: *Anthropometric Facial Proportions in Medicine* (ed. L.G. Farkas and I.R. Munro), ix–x. Springfield: Charles C. Thomas.

[22] Carruthers, J.D., Glogau, R.G., and Blitzer, A. (2008). Facial aesthetics consensus group faculty. Advances in facial rejuvenation: botulinum toxin type a, hyaluronic acid dermal fillers, and combination therapies – consensus recommendations. *Plast. Reconstr. Surg.* 121 (5 Suppl): 5S–30S.

[23] Fulton, J., Caperton, C., Weinkle, S., and Dewandre, L. (2012). Filler injections with the blunt-tip microcannula. *J. Drugs Dermatol.* 11: 1098–1103.

[24] Carruthers, J. and Carruthers, A. (2003). A prospective, randomized, parallel group study analyzing the effect of BTX-A (Botox) and nonanimal sourced hyaluronic acid (NASHA, Restylane) in combination compared with NASHA (Restylane) alone in severe glabellar rhytides in adult female subjects: treatment of severe glabellar rhytides with a hyaluronic acid derivative compared with the derivative and BTX-A. *Dermatol. Surg.* 29: 802–809.

[25] Coleman, K.R. and Carruthers, J. (2006). Combination therapy with BOTOX and fillers: the new rejuvenation paradigm. *Dermatol. Ther.* 19: 177–188.

[26] Carruthers, A., Carruthers, J., Monheit, G.D. et al. (2010). Multicenter, randomized, parallel-group study of the safety and effectiveness of onabotulinumtoxinA and hyaluronic acid dermal fillers (24-mg/ml smooth, cohesive gel) alone and in combination for lower facial rejuvenation. *Dermatol. Surg.* 36 (Suppl 4): 2121–2134.

[27] Janik, J.P., Markus, J.L., Al-Dujaili, Z., and Markus, R.F. (2007). Laser resurfacing. *Semin. Plast. Surg.* 21: 139–146.

[28] Alam, M. and Warycha, M. (2011). Complications of lasers and light treatments. *Dermatol. Ther.* 24: 571–580.

[29] Khoury, J.G., Saluja, R., and Goldman, M.P. (2008). The effect of botulinum toxin type a on full-face intense pulsed light treatment: a randomized, double-blind, split-face study. *Dermatol. Surg.* 34: 1062–1069.

[30] Goldberg, D.J. (2012). Current trends in intense pulsed light. *J. Clin. Aesthet. Dermatol.* 5: 45–53.

[31] Lolis, M.S. and Goldberg, D.J. (2012). Radiofrequency in cosmetic dermatology: a review. *Dermatol. Surg.* 38: 1765–1776.

[32] MacGregor, J.L. and Tanzi, E.L. (2013). Microfocused ultrasound for skin tightening. *Semin. Cutan. Med. Surg.* 32: 18–25.

[33] Minkis, K. and Alam, M. (2014). Ultrasound skin tightening. *Dermatol. Clin.* 32: 71–77.

[34] Pinar, Y.A., Bilge, O., and Govsa, F. (2005). Anatomic study of the blood supply of perioral region. *Clin. Anat.* 18: 330–339.

[35] Ledon, J.A., Savas, J.A., Yang, S. et al. (2013). Inflammatory nodules following soft tissue filler use: a review of causative agents, pathology and treatment options. *Am. J. Clin. Dermatol.* 14: 401–411.

[36] Vent, J., Lefarth, F., Massing, T., and Angerstein, W. (2014). Do you know where your fillers go? An ultrastructural investigation of the lips. *Clin. Cosmet. Investig. Dermatol.* 7: 191–199.

[37] Beleznay, K., Humphrey, S., Carruthers, J., and Carruthers, A. (2014 Sep). Vascular compromise from soft tissue augmentation: experience with 12 cases and recommendations for optimal outcomes. *J. Clin. Aesthet. Dermatol.* 7: 37–43.

[38] Humphrey, S. and Weiss, R.A. (2013). Reversers. In: *Procedures in Cosmetic Dermatology: Soft-Tissue Augmentation* (ed. J. Carruthers and A. Carruthers), 200–207. London: Elsevier Saunders.

第9章

下颌缘轮廓线修饰

Amir Moradi, Jeff Watson

Moradi M.D., Vista, CA, USA

9.1 引言

随着面部的逐渐衰老演变，软组织和骨骼结构不经意地慢慢发生变化，出现从上面部到下面部的容积再分配。颧骨、颧骨下和颊部脂肪垫的吸收和萎缩导致中面部的容积减少。同时，下面部开始变宽，作为年轻标志的心形轮廓变得更为方正，不再那么美观。这一过程的关键在于下颌轮廓线发生了变化，即使是细微的改变，也预示着衰老开始了。

下颌轮廓线的消失是多种因素导致的结果，如皮肤松弛、皮下软组织移位和下颌骨骨质吸收均可导致下颌轮廓线条的缺失、口角囊袋松垂突出和鼻唇沟加深。其中，由下颌韧带固定的唇下颌皱襞变得越来越突出，并进一步引起人们对该区域的注意。下面部软组织的容积和位置的变化会导致年龄相关的面部阴影出现，直接影响人们下颌线的美学外观。使用合成填充物可以调整下颌骨的软组织轮廓，以改善或消除不良阴影并恢复年轻的下颌缘分美学线条轮廓。

Injectable Fillers: Facial Shaping and Contouring, Second Edition.
Edited by Derek H. Jones and Arthur Swift.
© 2019 John Wiley & Sons Ltd. Published 2019 by John Wiley & Sons Ltd.
Companion website: www.wiley.com/go/jones/injectable_fillers

面部年轻化注射治疗有两个关键区域——下颌角和下颌或下颌前区域。下颌前沟的延展可以改善松垂的双下巴，并再现下颌缘清晰的轮廓线。

9.2 局部解剖学

下颌角的组织结构由表及里分别为皮肤、皮下脂肪、浅层肌肉腱膜系统（SMAS）、咬肌筋膜、咬肌、骨膜和下颌骨。咬肌起源于颧弓下缘，止于下颌角和下颌升支。所谓的咬肌韧带起自咬肌前缘，穿过SMAS层最终止于皮肤。随着年龄的增长，咬肌韧带逐渐松弛变形，最终导致双下巴/发腮的形成。咬肌沿下颌支的后部被腮腺覆盖。腮腺导管穿出腮腺鞘，沿咬肌的侧面走行，在那里穿过颊肌并最终进入口腔。

下颌前区（双下巴区域）的关键软组织层包括皮肤、浅层脂肪垫、颈阔肌与降口角肌（DAO）融合部分、深部脂肪垫和骨骼。再向前，则是降口角肌沿下颌骨下缘与降下唇肌（DLI）斜重叠的部分。

注射时要规避的主要血管是面动脉和面静脉。面动脉起源于颈外动脉，向下颌骨前方3～3.5cm处延伸至颈阔肌，穿过下颌骨体（图9.1、图9.2）。我们经常通过触摸面动脉的搏动来判断面动脉的位置或者触摸下颌角切迹到面动脉穿过下颌骨的前凹处，也就是咬肌边界的前面。面静脉在面动脉后方下走行，向内前约2.5cm穿过下颌骨下缘，继而穿过口轮匝肌和降口角肌，分成多个小分支继续向下延伸至颈部（图9.1、图9.2）。

面部动脉迂曲朝向嘴角走行。下唇动脉（ILA）起源于面动脉的唇颏支，垂直走行至下唇，并在此汇入吻合弓[1]。面动脉的主干支继续向上延伸至口连合外侧约1.5cm处分支，形成上唇动脉（SLA），沿上唇内侧走行[2]。颏部（下巴区域）的血管供应来自唇颏动脉、唇下动脉和下牙槽动脉的颏支组成的血管吻合网。

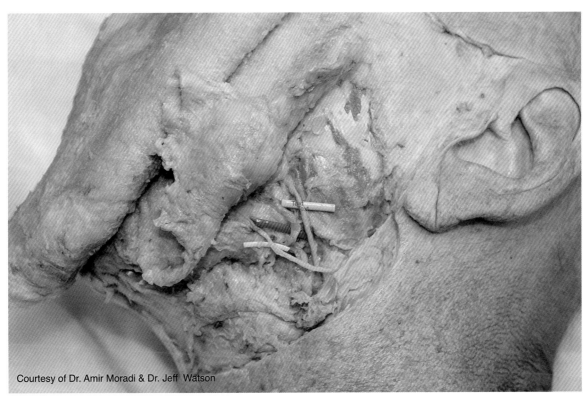

Courtesy of Dr. Amir Moradi & Dr. Jeff Watson

图9.1　面静脉（蓝色）、面动脉（红色）及边缘面神经下颌支（黄色）

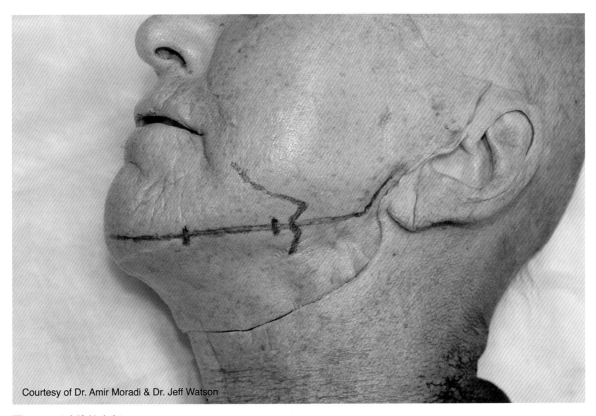

Courtesy of Dr. Amir Moradi & Dr. Jeff Watson

图9.2　面动脉的走行

下面部表情肌的运动神经支配源于面神经的颊侧和下颌缘分支。下颌缘神经穿过腮腺体到下颌角后方，然后深入颈阔肌，浅出至面动脉和面静脉。解剖学研究表明，神经沿着下颌线的路径存在变异性，其可能在下颌缘上方或下方延伸，直到它越过面动脉，并在该点上可预测地朝着嘴角向上和向前走行[3]。

三叉神经和颈神经支配该区域的感觉功能。在下颌角，感觉神经支配来自耳大神经（C2、C3）。下颌体外侧表面的皮肤受下颌神经（V3）的颊支神经支配，且这一分支可一直延伸至下颌。颏神经（V3）自第二前磨牙下方的颏孔出来，支配下颌前区和下巴的感觉功能。我们必须在这个区域格外小心，因为它对求美者的影响非常大。

9.3 审美理念

使下颌轮廓线条更加清晰是实现理想的美学效果之一，这取决于注射医生对求美者的骨骼结构、软组织和肤质进行的全面评估，因为这几方面均随着求美者年龄的变化而变化。充分了解男性和女性的审美理念及差异，可使注射医生为求美者制定明确的、个体化的诊疗计划。

评估求美者时，求美者应保持直立坐姿，头部位于法兰克福平面。该平面下头部和颈部的软组织会随着位置的不同发生显著变化。注射医生必须有足够的空间在治疗椅周围移动，以便从各个角度评估求美者，包括下颌缘的可视化。所以，治疗前应至少拍摄正面、侧面和斜视图等多角度的预处理照片。

评估时首先评估求美者下颌角的位置和突出程度。下颌轮廓清晰是年轻的标志之一，表现为从颏部到下颌角的线条平滑、不中断。下颌角的理想位置为下颌缘与平行于耳廓的垂直线的交点处，并位于耳屏的正前方。在头影测量评估中，这个理想的角度为128°[4]。判断该角度可通过注射医生目测，或者注射前在求美者皮肤上做出标记。

治疗前必须充分了解下颌骨的皮肤和皮下组织的厚度，这是选择合适的注射填充产品类别的重要因素。此外，术前仔细观察求美者的不对称性及其他缺陷，并在治疗前告知求美者。最后，必须充分知晓求美者面部曾经做过的治疗和面部手术史，并向求美者交代因此可能出现的任何后遗症。

9.4 治疗和产品的选择

改善下颌轮廓的治疗方法有多种，包括非手术治疗和手术治疗，且每种方法都具有不同程度的侵袭性和风险。传统上，下颌轮廓线是通过面部拉皮手术来实现的。求美者期望通过拉皮手术能明显减轻双下巴和显著改善下颌轮廓[5]。脂肪填充术和埋线手术也常被用于改善下颌轮廓线，且效果各不相同[6]。不断扩大的填充产品市场和不断增长的求美者需求均表明，很大一部分求美者对于这种低风险、恢复时间短且效果立竿见影的微创治疗非常感兴趣。

理想的下巴外形，我们使用下唇的唇红缘与颏骨之间的距离作为参考。虽然我们也对面部结构做了综合考虑，但是发现还是以上两者的关系最有意义[7]。理想情况下，当头部位于法兰克福平面并从横向位置评估时，颏部距离下唇的唇红缘的垂直切线不建议超过5mm。一般来说，当我们评估下巴外形时，我们使用颏角和唇红缘之间的距离作为参考依据。

目前最适合填充下巴的产品包括羟基磷灰石钙（Radiesse®，Merz）固体颗粒和高弹性透明质酸，如艾尔建公司出品的乔雅登玻尿酸Juvederm® Voluma® XC（Allergan）或瑞蓝Restylane® Lyft（Galderma）。

治疗前对求美者下颌线的骨骼组织和软组织结构进行评估，有助于注射者选择最合适的产品或产品组合。对于下颌骨轮廓清晰且突出的求美者，因其皮肤较薄，需要进行软组织填充，最好使用可压缩性填充物，如Juvederm® Voluma® XC或Restylane® Lyft。当求美者的皮肤和软组织层较厚，下颌骨骨骼轮廓模糊时，需要使用不可压缩的填充物（如Radiesse®）增加骨骼结构硬度，以改善下颌骨骨骼轮廓，更好地支撑皮肤和软组织。对于皮肤较厚、有足够的软组织和下颌轮廓较好的求美者，可以使用Radiesse®产品或不同浓度的玻尿酸混合物。通常情况下，这两者的使用效果都很好，但在前面列出的情况下，正确选择Juvederm® Voluma® XC、Restylane® Lyft或Radiesse®将展现出理想的美学效果。我们应该牢记，只有透明质酸酶能将透明质酸溶解。

9.5 注射技术

9.5.1 下颌与下颌线

局部外用或局部浸润麻醉可提升求美者治疗时的舒适度。注射前需要对治疗区域的皮肤进行消毒准备，以减少感染的发生风险。在皮肤上标记下颌角的最佳美学位置可能会有所帮助，填充物需要注射在骨骼和真皮之间的皮下组织内。在使用钝针注射时，钝针尖端应连续而缓慢地移动，同时在骨膜和皮下组织之间推注少于0.1mL的填充物。当使用锐针注射时，需在皮肤内进行多次穿刺，并在骨膜和皮下组织之间推注同等量的少于0.1mL的填充物。每次的注射量最好保持为0.01~0.1mL，且多次按摩塑形。注射技术在随附的求美者注射视频中进行了演示（视频9.1，具有代表性的前后图像如图9.3、图9.4所示，而作者也在本章随附的视频中演示了如何在使用锐针进行增强时，也可以同时使用钝针，增加注射的安全性，避免血管栓塞。

9.5.2 填充下巴

注射位置应在皮下组织深处并尽可能贴近骨膜。通过在下颌联合前方和下方注射填充物，可以增强下巴的突出度和高度。每次注射量应控制在0.02~0.1mL，并多次按摩塑形。

9.6 术后护理

告知求美者注射后会有暂时的肿胀、淤斑和咀嚼痛。注射后求美者应适当冷敷就可以离院。建议求美者在注射后3天内，每天2次，每次进行2~3min的按摩。

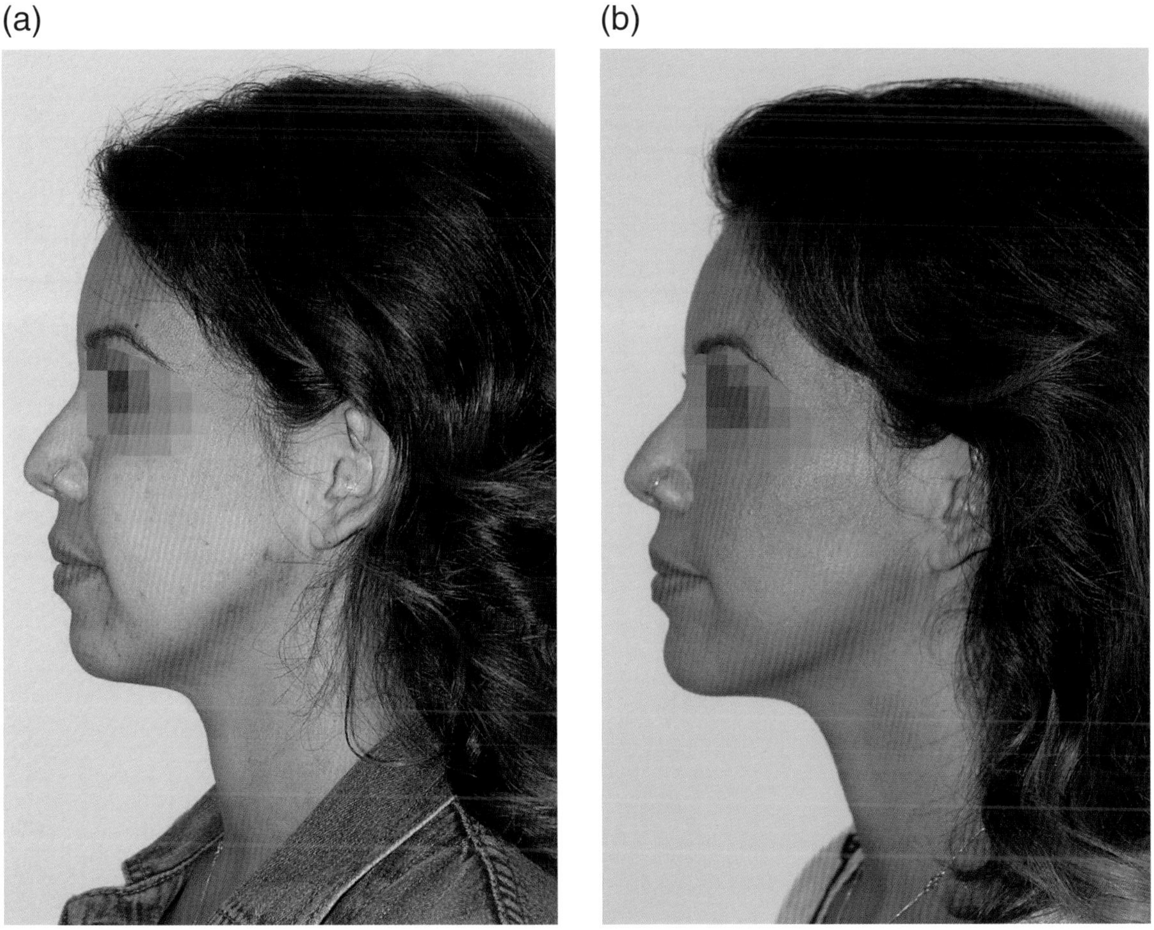

图9.3 （a）用羟基磷灰石钙进行下颌部年轻化治疗前。（b）治疗后

9.7 可能出现的并发症

　　根据之前描述的操作技术和对相关区域解剖结构的了解，我们知道沿下颌线使用填充剂是非常安全的。常见的不良反应包括肿胀和淤斑，通常在7～10天消失。还可能出现一些其他并发症，如左右不对称、形状不规则或局部感染。作者建议每个注射点推注填充剂0.1mL或更小的剂量，既是出于安全原因，也是为了达到更好的美观效果。虽然在注射前回抽注射器通常被认为是一种预防血管栓塞的安全措施，但作者认为这并不总是可靠的，可能会起到误导作用（译者注：

(a)

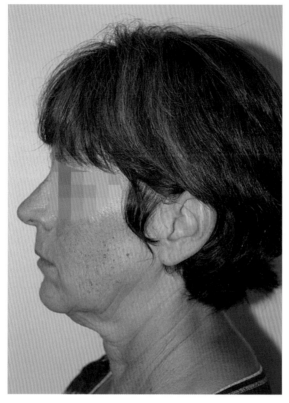

(b)

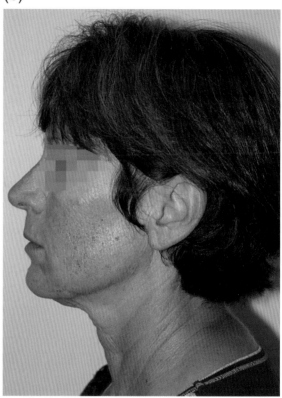

图9.4 （a）用羟基磷灰石钙进行下颌部年轻化治疗前。（b）治疗后

有效的回抽是预防血管栓塞的安全重要措施之一。①要保持注射针头空虚无注射填充物；②保证每次回抽时间不少于3s）。避开面动脉和面静脉后进行填充注射，结合小剂量注射技巧，是该区域最稳妥安全的注射方法。如果不慎将填充物注射入唇下动脉可能导致同侧下唇血管栓塞，这种风险可通过沿骨膜深度注射来避免。从理论上讲，由于下巴有丰富的血管吻合网络，所以出现血管栓塞的风险较低。但是，为了避免任何潜在的并发症，还是建议紧贴骨膜进行深度注射。需要注意的是不要在颏孔和动脉走行区域的骨膜上注射。

9.8 结论

应用合成填充物对年龄相关的下颌线变化进行精细化注射，可以使求美者在低风险和最短停工期的情况下恢复年轻、有吸引力的外观。最重要的是治疗前进行适当的评估和治疗方案的制定，从而指导注射者选择填充物和确定给药位置。如果操作得当，可以获得出色的美学效果，求美者和注射者也可获得较高的满意度。

参考文献

[1] Tansatit, T., Apinuntrum, P., and Phetudom, T. (2014). A typical pattern of the labial arteries with implication for lip augmentation with injectable fillers. *Aesthet. Plast. Surg.* 38: 1083–1089.

[2] Pinar, Y.A., Bilge, O., and Govsa, F. (2005). Anatomic study of the blood supply of perioral region. *Clin. Anat.* 18: 330–339.

[3] Potgieter, W., Meiring, J., Boon, J. et al. (2005 Apr). Mandibular landmarks as an aid in minimizing injury to the marginal mandibular branch: a metric and geometric anatomical study. *Clin. Anat.* 18 (3): 171–178.

[4] Rakowski, T. (1982). *An Atlas and Manual of Cephalometry Radiography*. Philadelphia: Lea & Febiger.

[5] Coleman, S.R. (2006). Facial augmentation with structural fat grafting. *Clin. Plast. Surg.* 33 (4): 567–577.

[6] Abraham, R.F., DeFatta, R.J., and Williams, E.F. (2009). Thread-lift for facial rejuvenation: assessment of long-term results. *Arch. Facial Plast. Surg.* 11 (3): 178–183.

[7] Simons, R.L. (1975). Adjunctive measures in rhinoplasty. *Otolaryngol. Clin. N. Am.* 8: 717–742.

第10章

颏下的轮廓

Frederick C. Beddingfield III[1], Jeanette M. Black[2],
Paul F. Lizzul[1], Ardalan Minokadeh[2]

[1] Sienna Biopharmaceuticals, Westlake Village, CA, USA
[2] Skin Care and Laser Physicians of Beverly Hills, Los Angeles, CA, USA

颈部和下颌的外观对整体面部美学和自我认知有很大的影响。优雅的颈部轮廓给整体面部的颜值协调增色添彩，对于男性来说，坚实的下颌通常与权威、自信和诚信有关[1]。一个年轻和美观的颈部轮廓，颈颌角最好为105°～120°；角度＞120°，常由于颏下的脂肪过多引起，可导致颏下臃肿凸出或丰满，影响美观（双下巴）[2]。2015年，美国皮肤病学会进行了一项消费者调查，在7315名受访者中，67%的人表示他们被下颌缘或颈部多余的脂肪所困扰[3]。虽然肉毒毒素和皮肤填充剂常用于治疗皱纹和补充容量缺失，但直到最近才较成熟地应用于颏下轮廓的塑造。通常吸脂术与面部和/或颈部提升术同时进行，脂肪的直接去除是塑造颏下轮廓的常见手术。虽然这些手术通常效果很好，但这种创伤性的方式存在潜在的并发症发生风险或恢复时间较长的问题，并不能适用于所有求美者需求[4]。2015年出现可替代治疗方案，且一流的注射溶脂药物（脱氧胆酸钠注射液；Kythera生物制药有限公司研发生产的ATX–101）经美国食品和药品监督管理局（商标名KYBELLA，Allergan公司）和加拿大卫生部（商标名BELKYRA, Allergan公司）批准，用于改善成人颏下脂肪过多引起的

Injectable Fillers: Facial Shaping and Contouring, Second Edition.
Edited by Derek H. Jones and Arthur Swift.
© 2019 John Wiley & Sons Ltd. Published 2019 by John Wiley & Sons Ltd.
Companion website: www.wiley.com/go/jones/injectable_fillers

中度到重度隆起或丰满的下巴[5]。

10.1 ATX-101用于颏下轮廓的概述

在全球临床研发项目中，ATX-101的研究已经被广泛开展，其中包括18项试验（4项3期临床试验）和超过2600例临床试验对象，其中超过1600人接受了ATX-101治疗[6]，这些试验的结果总结如下：

10.1.1 ATX-101的作用机制

复合磷脂酰胆碱/脱氧胆酸钠的溶脂作用最初是归因于磷脂酰胆碱，而脱氧胆酸钠被认为是增溶赋形剂。但是，在2004年，Rotunda和同事证明了脱氧胆酸钠引起脂肪细胞溶解，而磷脂酰胆碱可抑制脱氧胆酸钠的作用[7]。随后的试验表明，脱氧胆酸钠与蛋白质结合度高，而与蛋白质结合会抑制脱氧胆酸钠的活性，所以富含蛋白质的组织对脱氧胆酸钠的溶细胞作用不那么敏感[8]。因此，与皮肤或肌肉相比，脂肪组织对脱氧胆酸钠的作用更敏感[8]。

研究人员在一期研究中探讨了ATX-101的作用机制，其中，注射ATX-101（1~8mg/cm^2）到腹部脂肪中，然后在不同时间对点切除的样本进行组织学评估，临观试验结束后帮志愿者进行腹部成形术[6,9]。ATX-101注射后1天内观察到局灶性脂肪细胞分解。观察到了局部组织对脂肪细胞溶解的预期反应，包括第1~3天的中性粒细胞，随后巨噬细胞浸润清除游离的脂质和细胞碎片。至第28天，局部炎症基本消退，并观察到纤维隔增厚，提示总胶原蛋白增加（新胶原形成）。图10.1阐明了ATX-101降低SMF的作用机制[10]。

10.1.2 ATX-101的药理学、药物代谢动力学和药效学

ATX-101的药物代谢动力学和药效学可在两项1期试验中表现，其中ATX-101（2mg/cm^2；总剂量：100mg）注入颏下或腹部脂肪中[11-12]。ATX-101注射导致血浆脱氧胆酸浓度迅速升高，然后在12~24h恢复到基线水平。在这两项试验中，在注射ATX-101之前和之后都

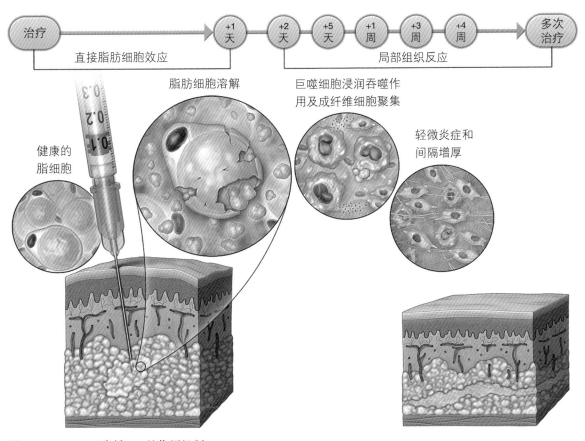

图10.1 ATX-101降低SMF的作用机制

观察到脱氧胆酸的血浆浓度在受试者内部和受试者之间存在很大的差异[11-12]。即使在ATX-101注射后的最高值时，在人群中观察到的内源性脱氧胆酸的血浆浓度仍在生理范围内。在ATX-101给药及由此引起的局部脂肪细胞溶解后，血浆总胆固醇、总甘油三酯和游离脂肪酸的浓度与餐后观察到的浓度相当。在心率、其他生命体征或血浆促炎细胞因子水平方面未见到有临床意义的改变[12]。此外，ATX-101（100mg和200mg）对QT/QTc间期无影响，并且与任何心脏安全信号无关[6]。

10.1.3 下颏轮廓线注射ATX-101的剂量优化

应用ATX-101改善下颏轮廓的最佳剂量和治疗方案在2期试验的

3个试验中进行了深入研究，其中评估了多种浓度（5～20mg/mL）、每点注射量（0.2mL或0.4mL）和注射间隔（0.7～1cm网格）[6,13-14]。与1mg/cm^{2}剂量相比，面积调整剂量为2mg/cm^2（在间隔1cm的网格上通常注射0.2mL的10mg/mL的ATX-101），疗效始终更佳。然而，使用面积调整剂量＞2mg/cm^{2}的治疗，无论是通过增加ATX-101的浓度还是减少注射点间的间距，都会导致更严重且更持久的不良反应，且不会显著提高疗效[6]。

10.1.4 ATX-101在3期试验中的有效性和安全性

ATX-101的有效性和安全性在4项大型随机、双盲、安慰剂对照的3期试验中进行了调查，其中2项在欧洲进行[15-16]，2项在北美进行（优化-1试验[17]和优化-2试验[18]）。参与这些试验的受试者为成年人（18～65岁），体重指数≤30kg/m^2（欧洲试验）/≤40kg/m^2（北美试验），他们属于中度或重度颏下脂肪过多者［采用经过验证的5分制量表（0～4分）］，分别为2级或3级，并且对自己下颏的外观不满意。欧洲试验是先于剂量范围2期试验完成前启动的，本试验研究了ATX-101面积调整剂量1mg/cm^{2}和2mg/cm$^{2[15-16]}$，在改进试验中，只研究了较优的2mg/cm^{2}剂量[17-18]，随后申请并获得批准。

在所有的3期试验中，使用2mg/cm^2 ATX-101进行治疗，通过验证临床医师报告和求美者反馈报告，对颏下脂肪过多的严重程度进行评估，获得了有临床意义和统计学上显著的改善报告的量表和客观测量值［4项试验的卡尺评估和细化试验中的磁共振成像（MRI）］[15-18]。此外，求美者满意度高，并且在ATX-101治疗后，颏下脂肪过多有临床意义的心理影响被降低[15-18]。在这4项试验中，所有疗效终点（最后一次治疗后评估12周）均具有统计学意义。在大多数病例中，受试者接受2～4个疗程ATX-101治疗后，被报道出颏下脂肪过多严重程度的改善有临床意义[17-18]。在欧洲的临观试验中，2mg/cm^{2}剂量的ATX-101疗效一直比1mg/cm^{2}剂量的更好。图10.2显示了具有代表性的前后对比照片和MRI扫描结果[17]。

常常有出现疼痛、水肿、淤青、麻木、红斑、硬结等与ATX-101治疗有关的局部不良反应的报道。这些注射位点的不良反应，大多为轻度/中度并且是短暂的，基于ATX-101的作用机制及注射过程，达到

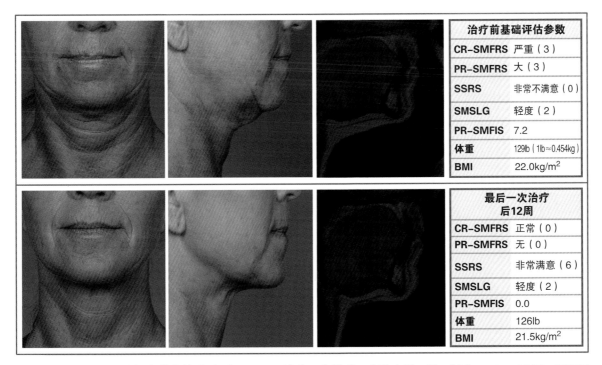

治疗前基础评估参数	
CR-SMFRS	严重（3）
PR-SMFRS	大（3）
SSRS	非常不满意（0）
SMSLG	轻度（2）
PR-SMFIS	7.2
体重	129lb（1lb≈0.454kg）
BMI	22.0kg/m²

最后一次治疗 后12周	
CR-SMFRS	正常（0）
PR-SMFRS	无（0）
SSRS	非常满意（6）
SMSLG	轻度（2）
PR-SMFIS	0.0
体重	126lb
BMI	21.5kg/m²

图10.2　一名50岁的女性求美者接受了5次ATX-101治疗，在最后一次治疗后12周，复合CR-SMFRS/PR-SMFRS反应率达到了2级改善。MRI评估的颏下体积减少百分比为22.4%。BMI，体重指数；CR-SMFRS，临床报告的心理下脂肪评定量表；PR-SMFIS，求美者报告的心理下脂肪影响量表；PR-SMFRS，求美者报告的心理下脂肪评定量表；SMSLG，心理下皮肤松弛度分级；SSRS，受试者自我评定量表

局部组织预期的反应。下颌骨边缘神经麻痹、皮肤溃疡和吞咽困难发生率低，多为轻度或中度，经治疗后所有受试者均无后遗症。

在减脂的过程中，皮肤松弛是一个潜在的问题。在3期试验中，超过90%的经ATX-101处理的受试者没有变化，尽管颏下的过多脂肪明显减少[15-18]。这可能是由于总胶原蛋白的增加（新胶原形成）所致。通过ATX-101注射观察到组织收缩[6,9]，并提示经ATX-101治疗的求美者可能不需要额外的皮肤收紧。

10.1.5 ATX-101的长期有效性和安全性

经ATX-101处理的颏下过多脂肪减少预计将是持久性的，因为ATX-101破坏了脂肪细胞。2、3期临床试验的治疗志愿者的长期随访显示，随着时间的推移，大多数求美者维持治疗效果（目前的数据为治疗后长达4年）。在随访期间，不良反应并不常见，并且未发现新的或意外的安全问题[19]。

10.2 ATX-101治疗在临床实践中的注意事项

10.2.1 求美者的选择和评估

面部注射治疗成功的一个关键因素是选择合适的求美者。在最初的面诊期间，应进行静态和动态评估，包括全面的体格检查和从不同角度观察面部和颏下区域。通过触诊进一步确定颏下的脂肪过多（不是腮腺肥大或颈部淋巴结病等其他疾病）是导致颏下丰满的原因。

由于ATX-101是针对治疗颈前脂肪的，医生应确认求美者颏下有足够多的颈前脂肪来值得注射ATX-101。引导求美者做鬼脸、伸缩/转动颈部及仰头/低头，也有助于观察分辨出颈前过多脂肪。如皮肤松弛过度［临床医生在3期试验中使用颏下皮肤松弛等级对其进行了评估（图10.3）[17]］或存在可能导致颏下过多脂肪减少后，出现不理想的条索显现，这些需要在治疗之前考虑到。ATX-101禁用于治疗区内

程度	1	2	3	4
皮肤松弛	正常	轻度	中度	重度
描述	无或有轻微的浅表皱纹	轻度浅表皱纹	中度浅表皱纹	表面有明显皱纹，静态纹明显
代表性照片				

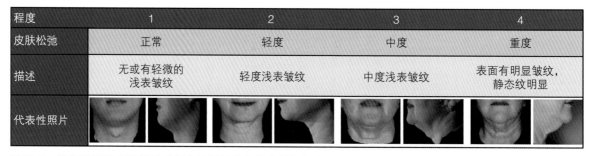

图10.3 使用下颏的皮肤松弛度评估的照片数字指南等级量表

感染的求美者，慎用于有吞咽困难病史者，注射ATX-101可能会导致肿胀，会加剧病情。术前精细的体检是必要的，确保在美容手术之前采集准确的信息，如下颌缘神经损伤、不对称的微笑/面部不对称的病史等。

ATX-101被批准用于18~65岁的成年人[5]。最近完成了一项研究用ATX-101治疗65~75岁老年人的安全性和有效性的3b期试验（NCT02123134）。然而结果尚未公布，同时，在考虑到老年求美者的整体健康和患病情况后，应谨慎使用ATX-101。ATX-101被批准用于中度或重度颏下脂肪过多求美者[5]。最近还完成了一项3b期试验，研究ATX-101治疗轻度或重度颏下脂肪过多求美者的安全性和有效性（NCT02035267）。这些科研试验数据将有助于进一步确定使用ATX-101进行颏下脂肪过多塑形的合适求美者人群。

10.2.2 颏下区域的解剖学

为了避免损伤治疗区域邻近的结构，注射ATX-101时，了解面部解剖知识至关重要。ATX-101注射是在颏下区域进行的，该区域的前方与颏下皱褶相邻，后方与舌骨相邻。外侧边界可由口角和下颌皱襞的尾部的延长线来广泛地界定（图10.4）。

然而，颏下脂肪过多者（特别是颈部较粗或颏下脂肪广泛分布的求美者）通常超出这一界线，侧方治疗区域可通过临床检查和触诊逐个求美者针对性个性化确定。ATX-101注射不应在面神经的下颌缘分支附近进行（"不注射"），该区域位于下颌骨边界以下1~1.5cm处，从骨突到颏部（图10.5）[5]。

10.2.3 ATX-101注射技术

理想的面部注射技术及规范化管理在整体满意度中起着重要的作用，Kythera生物制药公司，协助6名经验丰富的整形外科医师和美容皮肤科医师进行注射试验及讨论[20]。使用新鲜冷冻尸体和亚甲蓝染料（其浓度和黏度与ATX-101一致），对参与者试验了各种注射技术。

经研究讨论获得最佳的ATX-101注射技术：ATX-101注射应捏起皮下脂肪组织，垂直皮肤进针注射（图10.6）[20]。根据求美者的颏下

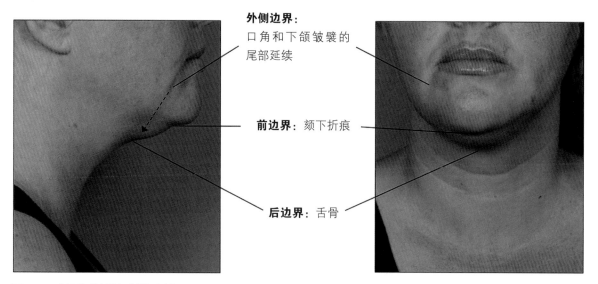

外侧边界：
口角和下颌皱襞的
尾部延续

前边界：颏下折痕

后边界：舌骨

图10.4 颏下区域的解剖学边界

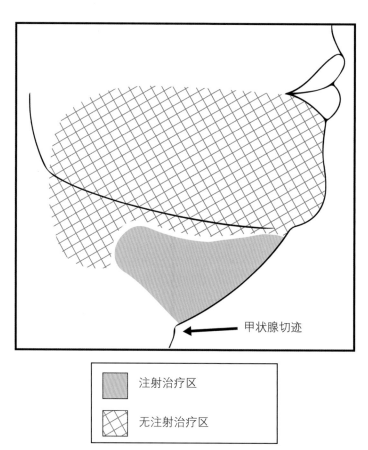

甲状腺切迹

注射治疗区

无注射治疗区

图10.5 注射区域的示意图，避免下颌缘神经潜在损伤

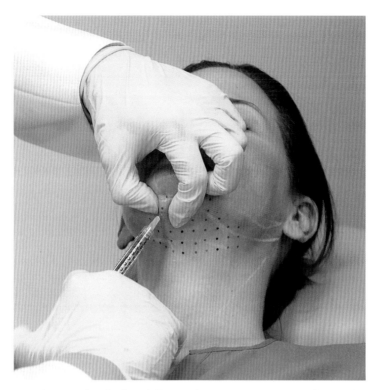

图10.6 当使用ATX-101时，医生应用拇指和食指捏起皮下脂肪组织，然后垂直于皮肤进针，针头插入皮下组织的中间位置，在颈前脂肪层注射

脂肪的厚度灵活确定注射深度比建议注射固定深度更合适。如果注射过浅（如注射时捏起的是皮肤而不是皮下脂肪），则会导致ATX-101沉积太靠近真皮，从而导致皮肤溃疡。参与者还评估了压力和注射量对扩散的影响。缓慢而稳定的压力（与低或高压力相比）导致颈前脂肪中的ATX-101分布均匀。注射量为0.2mL时扩散直径为15mm，注射量为0.1mL时扩散直径为10mm，注射量为0.4mL时扩散直径为30mm。这些结果与一项动物（猪）实验研究的结果是吻合一致的，注射10mg/mL的ATX-101 0.2mL，溶细胞效果在注射的瞬间最强烈，然后逐渐减弱，具有细胞溶解/凋亡效应，最高可达注射部位距离1.0～1.5cm的位置[6]。这些结果，结合2期剂量优化临床研究的结果表明，ATX-101应在面积调整剂量为2mg/cm^{2}的情况下使用，即在1cm网格上注射0.2mL的10mg/mL ATX-101以实现药物的均匀分布并避免凹陷或不均匀的结果（视频10.1）[20]。

10.2.4 ATX-101治疗的管理

在开始ATX-101治疗前，下面部和前颈部治疗区清洁后敷局麻醉膏封包，在治疗区与"无治疗区"边缘用白色记号笔标记（图10.7）[20]。（必要时）注射利多卡因-肾上腺素，在治疗区画网格精细化进行管理，并在注射前大约5min在治疗区冷敷。ATX-101注射针建议用30G 13mm规格的（或更小的）。进针点靠近网格标志点，但不在网格标记点上（防止皮肤医源性的刺青）（图10.8）[20]。与很多真皮填充剂填充退针注射法不同，ATX-101进针精确定点、定量注入皮下脂肪，不采用退针注射，防止药物注射过浅沉积到真皮，有可能导致皮肤溃疡。

TX-101在单次治疗中注射总量是根据求美者的需要量身定制的，取决于颈部脂肪堆积的数量和分布以及求美者的审美目标。虽然最多可以注射10mL[5]，但在临床实践中，大都注射3～5mL即满足需求。治

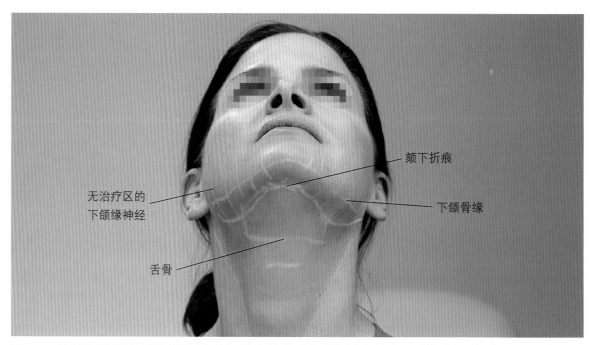

图10.7 计划处理区域的预处理标记［对应到颏下脂肪腔室（前缘颏下皱褶、后缘舌骨和侧缘的口角下颌皱褶的尾部延续接壤）和"无治疗区"（对应下颌边缘神经的潜在位置）

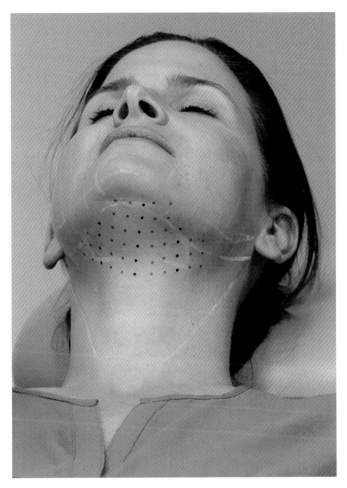

图10.8　使用ATX-101治疗前的1cm注射网格

疗次数因人而异。求美者最多治疗6次（间隔至少1个月），而临床实践中的大多数求美者经2~4次治疗可以看到下颏过多脂肪减少。

在随后的治疗过程中，由于先前的ATX-101注射的治疗效果（靶向降低下颏过多的脂肪），预计需要使用更小剂量的ATX-101。在每次治疗开始时，医生应确认下颏是否存在足够的脂肪以保证治疗，治疗结束后，可以在治疗区域冷敷5~10min，也可以根据求美者需要服用布洛芬，最长服用3天。术前术后检查求美者微笑的对称性和是否吞咽困难来评估求美者是否存在下颌缘神经损伤，吞咽困难可能是与治疗后肿胀相关的暂时感觉。

10.2.5 求美者管理

诊疗过程求美者的体验感和舒适度管理在求美者的整体满意度中起着重要的作用，而求美者的整体满意度又是美容治疗成功的重要组成部分。在初次的面诊沟通宣教时，让求美者全面了解ATX-101治疗过程、效果和相关的不良反应，以及治疗后恢复的时间。在ATX-101治疗注射部位的不良反应，如疼痛、淤伤、肿胀和麻木等，通常在第一次治疗后，发生率和严重程度都会降低后续疗程的接受度。根据求美者的喜好，第一次治疗最好安排在恢复工作或社交活动之前可足够休息的时间（如周五下午或节假日前的下午）。

一项探索性阶段3b期研究调查了ATX-101治疗中，常见局部注射部位的预期不良反应（如疼痛、肿胀和淤伤）的干预措施，结果表明，这些不良反应易于医师管理，并可被求美者耐受[21]。与单纯冷敷相比，冷/冰敷预处理、局部利多卡因和含肾上腺素的可注射利多卡因可在注射ATX-101后5min内使疼痛峰值减轻17%。在这个方案中进一步增加氯雷他定和布洛芬，与冷敷相比，疼痛总峰值减少了40%。肾上腺素的血管收缩作用在一定程度上减轻了淤青，并且观察到在注射前30～60min口服布洛芬没有出现淤青加重的迹象[21]。

在临床实践中，含肾上腺素的利多卡因被认为是求美者管理的重要工具，许多医生使用含肾上腺素利多卡因注射、布洛芬和冷敷的组合来有效控制疼痛。利多卡因可通过多点皮下注射或钝针注射。需要注意的是，ATX-101不建议使用钝针注射操作。

10.3 总结

ATX-101是FDA第一个批准用于非手术注射改善下颏轮廓的注射药物。ATX-101（10mg/mL）以0.2mL的注射量（以1cm为间隔）注入颈前脂肪层。虽然单次治疗中最多可使用ATX-101 10mL，在临床试验中最多6个疗程（间隔1个月），大多数求美者在临床实践中，2～4个疗程后，可能会看到他们下颏过多的脂肪逐渐减少，通常每个疗程控制在2～5mL。ATX-101局部注射的常见和预期的不良反应，通常是轻度/中度、短暂的，不会导致求美者中断治疗，且易于管理。鉴于这种低风险、高效益的结果，医生和求美者可以就治疗和期望进行持续的对话。ATX-101是一种新颖的非手术工具，可用于医生对下颏区域进行造型/轮廓塑造，从而获得求美者较高的满意度。

10.3.1 注意事项

10.3.1.1 注意事项1

在初次面诊中，对求美者期望以及求美者可能需要的最佳疗程数进行商讨是很重要的。大多数求美者在2~4个疗程就会受益，但一些求美者可能需要更多或更少的疗程，这取决于他们的下颏过多脂肪的程度和治疗目标。

每次在求美者接受ATX-101治疗之前/之后，向求美者展示对比照片，并详细说明需要多少疗程才能达到治疗效果，互动沟通对坚持疗程、确定治疗信心是很有帮助的。

10.3.1.2 注意事项2

在咨询的过程中，有必要讨论一下每次治疗后会发生一些肿胀的问题。治疗后肿胀的照片可以帮助求美者看到肿胀，并说明肿胀在最初几天至1周最明显，但逐渐消退，极少数情况下，肿胀可持续数周。求美者在每次治疗过程中也可能很少肿胀，但并不总是如此。

10.3.1.3 注意事项3

在治疗前，求美者应了解ATX-101的潜在并发症。除了肿胀外，求美者在注射部位还可能出现淤青或麻木。男性求美者应注意注射部位可能出现短暂的斑片状毛发脱落；所有求美者都应注意下颌缘神经损伤的风险，这可能导致暂时性的不对称微笑；求美者应该放心，这种并发症是罕见的，所有报道称有神经损伤的都恢复正常了。

10.3.1.4 注意事项4

在每次处理前，应采集求美者二维或三维图像照片。重要的是求美者不要微笑并且下巴要在法兰克福平面内成90°角，以获得准确一致的下颏过多脂肪视野。这些照片将帮助求美者观察每次治疗过程中取得的改善效果。

10.3.1.5 注意事项5

在标志网格和/或选择注射麻醉之前，用白色记号笔画出治疗区。笔者倾向于在局麻注射前给求美者做个标记，因为局麻引起的肿胀常常会扭曲解剖结构。大多数求美者的治疗区以颏下折痕、舌骨和双侧口角下颌皱襞的尾部延长线为界，但应根据求美者的具体情况而定。此外，在下颌边缘神经可以标记一个"X"以确保这个区域不被治疗。为了避免下颌边缘神经发生潜在的损伤，应避免在下颌骨下缘以下超过1cm处注射，特别是在外侧区域。

10.3.1.6 注意事项6

在麻醉和治疗求美者时，为求美者首选大约45°仰卧位的体位以提供更多的垂直注入皮肤的自然角度。

10.3.1.7 注意事项7

管理是很重要的，可以通过多种形式呈现。许多医生在治疗前会使用含肾上腺素的利多卡因以减轻疼痛和淤青；然而，其中一位作者通常不使用利多卡因。如果使用利多卡因，可以多点侵润注射；一位作者使用钝针，并发现这种技术是有效的；根据作者的经验，冰/冷敷或冷气、用对乙酰氨基酚和非甾体抗炎药（NSAIDs）都可以减轻疼痛；对乙酰氨基酚和非甾体抗炎药可在手术前30min服用，并可在术后继续服用。

10.3.1.8 注意事项8

在标记治疗区域并麻醉求美者后，在该区域上放置一个注射网格；通过计算处理区域内网格上的点，可以估算出注射总量（每个点附近注入0.2mL的ATX-101）。用注射点的数量除以5来确定用1mL注射器所需要的ATX-101量。

10.3.1.9 注意事项9

ATX-101可被吸入多个1mL注射器内，用30G至32G的13mm的针进行注射。一般情况下，在每个点附近的治疗区域注入0.2mL的ATX-

101；一些医生可能会选择在最外围的注射部位注射0.1mL的ATX–101，以减少该区域的ATX–101注射量；根据颏下过多脂肪的厚度，注射的深度通常为5 ~ 12mm；一些医生在实操过程中可能会发现，有一个细心的助手帮助递针，并帮助指出彩色圆点和用药的数量是很有帮助的。

10.3.1.10　注意事项10

治疗结束后，应立即进行冰敷，以缓解潜在的不适。与治疗相关的最严重的不适通常发生在注射刚刚结束的时候；一位本书作者发现，有些求美者喜欢治疗后使用压力带，这可以通过在下巴下面贴根3M胶带加压提升，尽管一项关于下巴胶带加压的研究发现这样做并没有减轻肿胀或疼痛；6周或更长时间后可以进行后续治疗的预约，拍照，进行再评估，并可能进行再治疗。

10.4　致谢

由米纳克希–萨勃拉曼尼亚博士和凯伦–斯托弗协助写作，美国宾夕法尼亚州费城提供科学解决方案的证据，由美国加利福尼亚州韦斯特莱克村、Kythera生物制药有限公司支持，特此感谢。

参考文献

[1] American Society of Plastic Surgeons. Chin Surgery Skyrockets Among Women and Men in All Age Groups (press release). 2012 [accessed 7 June 2016]; Available from: https://www.plasticsurgery.org/news/press-releases/chin-surgery-skyrockets-among-women-and-men-in-all-age-groups.

[2] Ellenbogen, R. and Karlin, J.V. (1980). Visual criteria for success in restoring the youthful neck. *Plast. Reconstr. Surg.* 66 (6): 826–837.

[3] American Society for Dermatologic Surgery. Consumer Survey on Cosmetic Dermatologic Procedures. 2015 [cited 2016 June 7]; Available from: https://www.asds.net/_Media.aspx?id=8963.

[4] Koehler, J. (2009). Complications of neck liposuction and submentoplasty. *Oral Maxillofac. Surg. Clin, North Am.* 21 (1): 43–52.

[5] Kythera Biopharmaceuticals, Inc. KYBELLA (deoxycholic acid) injection [prescribing information]. April 30, 2015 [cited 2016 June 7]; Available from: http://consumers.mykybella.com/~/media/Unique%20Sites/Kybella/Documents/KYBELLA-Combined-FINAL-Labeling.ashx.

[6] Kythera Biopharmaceuticals, Inc. Dermatologic and Ophthalmic Drugs Advisory Committee Briefing Document: ATX-101 (deoxycholic acid) injection. February 3, 2015 [accessed 18 September 2018]; Available from: https://www.accessdata.fda.gov/drugsatfda_docs/nda/2015/206333Orig1s000MedR.pdf.

[7] Rotunda, A.M., Suzuki, H., Moy, R.L., and Kolodney, M.S. (2004). Detergent effects of sodium deoxycholate are a major feature of an injectable phosphatidylcholine formulation used for localized fat dissolution. *Dermatol. Surg.* 30 (7): 1001–1008.

[8] Thuangtong, R., Bentow, J.J., Knopp, K. et al. (2010). Tissue-selective effects of injected deoxycholate. *Dermatol. Surg.* 36 (6): 899–908.

[9] Walker P., Lee D., and Toth B.A. A histological analysis of the effects of single doses of ATX-101 on subcutaneous fat: results from a phase 1 open-label safety study of ATX-101 (abstract). Annual Meeting of the American Society for Dermatologic Surgery (3–6 October 2013), Chicago, IL.

[10] Dayan, S.H., Humphrey, S., Jones, D.H. et al. (2016). Overview of ATX-101 (deoxycholic acid injection): a nonsurgical approach for reduction of submental fat. *Dermatol. Surg.* 42 (Suppl. 1): S263–S270.

[11] Walker, P., Fellmann, J., and Lizzul, P.F. (2015). A phase I safety and pharmacokinetic study of ATX-101: injectable, synthetic deoxycholic acid for submental contouring. *J. Drugs Dermatol.* 14 (3): 279–284.

[12] Walker, P. and Lee, D. (2015). A phase I pharmacokinetic study of ATX-101: serum lipids and adipokines following synthetic deoxycholic acid injections. *J. Cosmet. Dermatol.* 14 (1): 33–39.

[13] Goodman, G., Smith, K., Walker, P., and Lee, D. (2012). Reduction of submental fat with ATX-101: a pooled analysis of two international multicenter, double-blind, randomized, placebo-controlled studies. *J. Am. Acad Dermatol* 66 (4 Suppl. 1): AB23.

[14] Dover, J., Schlessinger, J., Young, L., and Walker, P. (2012). Reduction of submental fat with ATX-101: results from a phase IIB study using investigator, subject, and magnetic resonance imaging assessments. *J. Am. Acad Dermatol.* 2 (4 Suppl. 1): AB29.

[15] Ascher, B., Hoffmann, K., Walker, P. et al. (2014). Efficacy, patient-reported outcomes and safety profile of ATX-101 (deoxycholic acid), an injectable srug for the reduction of unwanted submental fat: results from a phase III, randomized, placebo-controlled study. *J. Eur. Acad. Dermatol. Venereol.* 28 (12): 1707–1715.

[16] Rzany, B., Griffiths, T., Walker, P. et al. (2014). Reduction of unwanted submental fat with ATX-101 (deoxycholic acid), an adipocytolytic injectable treatment: results from a phase III, randomized, placebo-controlled study. *Br. J. Dermatol* 170 (2): 445–453.

[17] Jones, D.H., Carruthers, J., Joseph, J.H. et al. (2016). REFINE-1, a multicenter, randomized, double-blind, placebo-controlled, phase 3 trial with ATX-101, an injectable drug for submental fat reduction. *Dermatol. Surg.* 42 (1): 38–49.

[18] Humphrey, S., Sykes, J., Kantor, J. et al. (2016). ATX-101 for reduction of submental fat: a phase III randomized controlled trial. *J. Am. Acad. Dermatol.* 75 (4): 788–797.

[19] Bhatia A.C., Dayan S.H., Hoffmann K., Rubin M.G., Goodman G., Gross T.M., et al., eds. Reductions in submental fat achieved with deoxycholic acid injection (ATX-101) are maintained over time: results from long-term, follow-up studies (abstract). Annual Meeting of the American Society for Dermatologic Surgery (15–18 October 2015), Chicago, IL.

[20] Jones, D.H., Kenkel, J.M., Fagien, S. et al. (2016). Proper technique for administration of ATX-101 (deoxycholic acid injection): insights from an injection practicum and roundtable discussion. *Dermatol. Surg* 42 (Suppl. l1): S275–S281.

[21] Dover, J.S., Kenkel, J.M., Carruthers, A. et al. (2016). Management of patient experience with ATX-101 (deoxycholic acid injection) for reduction of submental fat. *Dermatol. Surg.* 42 (Suppl. 1): S288–S299.

第11章

并发症的预防和处理

Katie Beleznay[1]*, Derek H. Jones*[2]

1 Carruthers & Humphrey Cosmetic Dermatology and University of British Columbia, Vancouver, British Columbia, Canada
2 Skin Care and Laser Physicians of Beverly Hills, Los Angeles, CA, USA

11.1 引言

填充注射是全球最常见的美容手术之一。之所以很受欢迎，是因为其操作轻便、快捷而且效果明显。但是，填充注射也存在发生并发症的风险。对于一名合格的注射医师，深刻了解这些并发症对于预防和控制注射不良事件非常重要（表11.1）。

11.2 填充注射的早期不良反应

注射部位常见的不良反应包括红斑、肿胀、疼痛和淤斑。通常这些反应会在1~2周逐渐消退。此外，我们还可以通过减少注射点和术后冰敷将以上风险降到最低[1]。注射前7~10天避免口服抗凝血药物和活血补品可有效避免淤斑的发生。注射时应用细小的针头或钝针小容

Injectable Fillers: Facial Shaping and Contouring, Second Edition.
Edited by Derek H. Jones and Arthur Swift.
© 2019 John Wiley & Sons Ltd. Published 2019 by John Wiley & Sons Ltd.
Companion website: www.wiley.com/go/jones/injectable_fillers

表11.1 填充注射并发症

种类	临床表现
早期注射部位的不良反应	红斑、肿胀、疼痛和淤斑
操作技术和注射位置所致的不良反应	结节、串珠样改变、丁达尔效应
迟发性结节	感染、生物膜、肉芽肿、炎症/免疫介导
血管相关并发症	皮肤坏死、失明

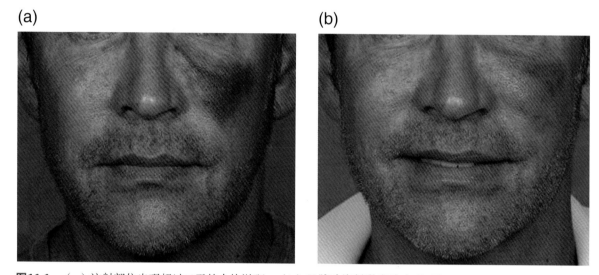

图11.1 （a）注射部位出现超过10天的大块淤斑。（b）经脉冲染料激光治疗后2天

量缓慢注射，这样可以进一步减少淤斑出现的概率。然而，即便注射技术再精湛，淤斑也是最为常见的并发症。出现淤斑后可以通过强脉冲光、磷酸氧钛钾（KTP）或脉冲染料激光（图11.1）来改善，这些光或激光的靶色基为外溢的血红蛋白[2]。经过以上治疗后1天，可使填充物表面的淤青明显减轻。

11.3 注射技术和填充层次相关的并发症

填充物注射的组织层次不当，可使注射部位出现明显的结节和丘疹。此外，透明质酸（HA）注射层次过浅会导致串珠样改变或注射部位的湖蓝色透光表现，也就是丁达尔效应。透明质酸填充引起的丁达尔效应可通过局部注射透明质酸酶将透明质酸溶解来消除（图11.2）。人工合成及永久性填充材料易引起持久性的丘疹和结节，尤其是在某些部位，当注射位置过于表浅时出现这种情况的概率更大（图11.3、图11.4）。

透明质酸作为填充剂的优势在于它能被透明质酸酶溶解，从而逆转其造成的并发症。Juvederm® Ultra®具有高度亲水性，所以不建议用于泪沟或眼睑与颊部交界部位的填充。因为即使在填充数月甚至数年后，注射部位仍可能出现延迟性肿胀。图11.5a中的标记勾勒出求美者在Juvederm® Ultra®注射后几个月仍出现香肠状肿胀。图11.5b标记的区域是经过透明质酸酶Vitrase®（Bausch and Lomb, Inc., Tampa, FL）注射后，HA填充剂含量减少时的表现，可以看出由注射填充剂（Restlyane®、Belotero®、Volbella®）所致的延迟性肿胀明显减轻。图

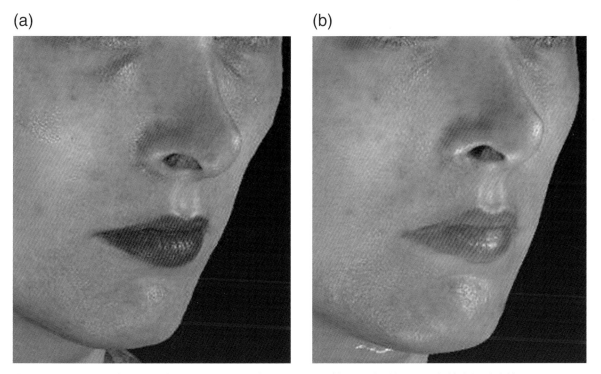

(a)   (b)

图11.2 （a）泪沟填充透明质酸后出现丁达尔效应。（b）注射透明质酸酶后丁达尔效应得到改善

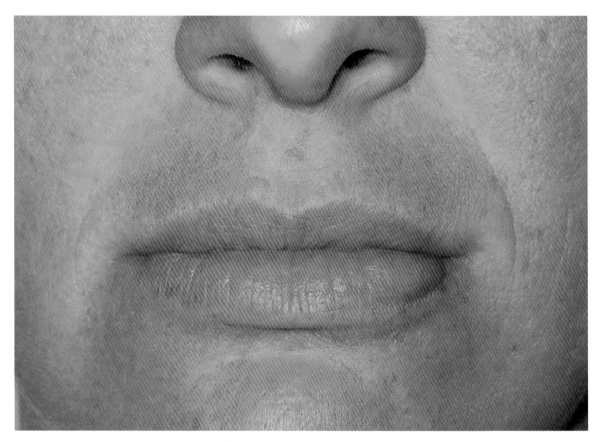

图11.3 注射后2年持续存在的羟基磷灰石钙唇结节。注射羟基磷灰石钙时应避免过于表浅或直接注入嘴唇

11.6显示了透明质酸填充后出现的唇部结节经Vitrase®治疗之前（a）和之后（b）的变化。Vitrase和Hylenex®（Halozyme Therapeutics，Inc.，San Diego，CA）是FDA批准的两种透明质酸酶制剂，可在标示外使用以溶解掉HA填充剂。Hylenex®是一种基因工程的人重组透明质酸酶，而Vitrase是绵羊睾丸来源的透明质酸酶[3]。透明质酸酶可用于溶解透明质酸填充物，以解决丘疹、结节、丁达尔效应或血管受损等并发症。

一项体外剂量反应的研究表明，与Restylane®相比，Juvederm®对透明质酸酶的抵抗力更高[4]。根据作者的经验，每0.1mL Juvederm®用10U的透明质酸酶（简称透明质酸酶）溶解，或每0.1mL Restylane®用5U的透明质酸酶溶解，可能是溶解透明质酸的最佳剂量。Juvederm®需

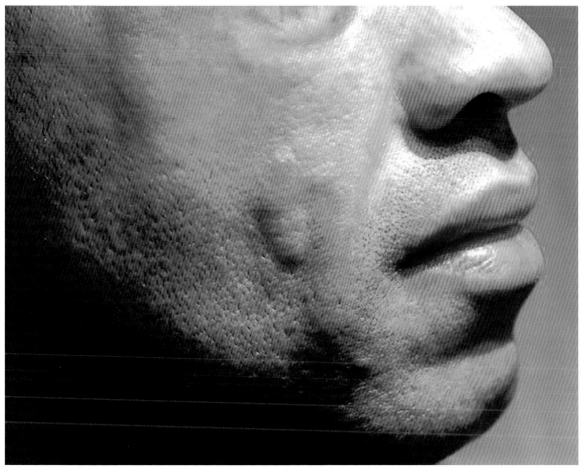

图11.4 表面注射液体硅胶引起的硅结节

(a) (b)

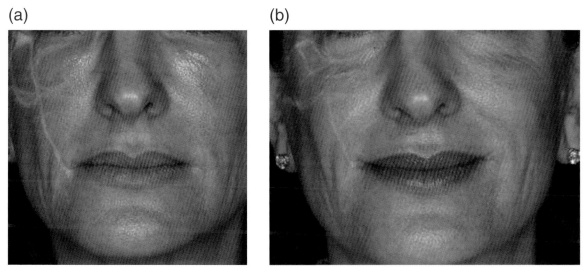

图11.5 （a）乔雅登（Juvederm® Ultra®）填充泪沟过量后的表现。（b）泪沟经过透明质酸酶处理后

(a)

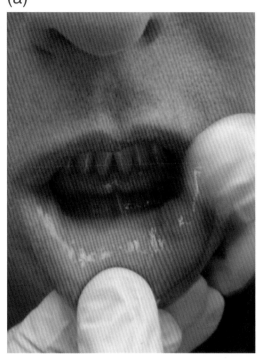

(b)

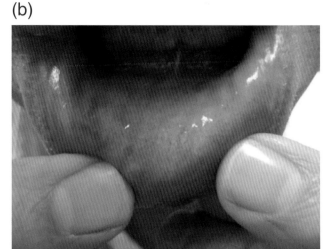

图11.6 （a）透明质酸填充后出现唇结节。（b）经透明质酸酶处理后唇结节消失

要更多的透明质酸酶来溶解，可能与其具有较高的交联度有关[4]。在即将发生坏死的情况下，应至少使用500U的透明质酸酶，并且每隔60～90min重复一次，直到缺血症状得到改善（皮肤颜色和毛细血管恢复正常）[5]。在2016年美国皮肤外科学会年会上提交的一份摘要显示，啮齿动物模型体内试验结果发现，在同样的体积、深度和位置时，透明质酸酶对这两种透明质酸的降解无显著差异，即Juvederm® Ultra®（24mg/mL HA含0.3%利多卡因）或Voluma®（20mg/mL HA含0.3%利多卡因）。透明质酸酶的降解作用呈剂量依赖性，因为较低剂量的透明质酸酶即可在填充物中保持高水平的降解作用。在制造商提供的浓度下，透明质酸酶的来源可以是重组人类来源（Hylenex®）或绵羊来源（Vitrase®）。研究发现，在填充注射后的4天或4周注射透明质酸酶（10U/0.1mL填充剂），其降解作用相似，表明组织整合并不妨碍透明质酸酶降解透明质酸填充剂的能力[6]。

目前已知的对透明质酸酶的过敏率低于1/1000[5]。理论上来讲，对蜜蜂和黄蜂过敏的求美者会出现交叉反应，特别是对蜜蜂叮咬有严重反应或过敏反应的求美者，在使用透明质酸酶进行非紧急治疗之前，均应该进行皮肤测试[3]。对于已经出现血管损害的求美者，考虑到情况的紧急性，如果求美者没有已知的过敏史，则无须进行皮肤测试。尽管透明质酸过敏的情况很少见，但治疗医师应该做好充分的准备来应对非常罕见的过敏[5]。

11.4 迟发性结节

继发于填充物的迟发性结节具有异质性，如果没有组织病理学或培养结果，是很难明确诊断的。迟发性结节可能由感染、生物膜包裹、异物肉芽肿或炎症/免疫介导等原因引起。引起感染的病原体可能是细菌、真菌或病毒。为了将感染的风险降至最低，在注射前应先用异丙醇或洗必泰等抗菌剂消毒注射区域的皮肤。洗必泰可能对角膜有毒，最好蘸到纱布上，然后涂抹在注射区域的皮肤上，以防止溅到眼睛里。Techni-Care®是另一种可选择的消毒剂，可以安全地在眼睛周围使用。感染的临床表现可能包括触之柔软的红斑下波动性的结节或脓肿。图11.7显示了切开引流前后的细菌性脓肿[8]。也可能出现全

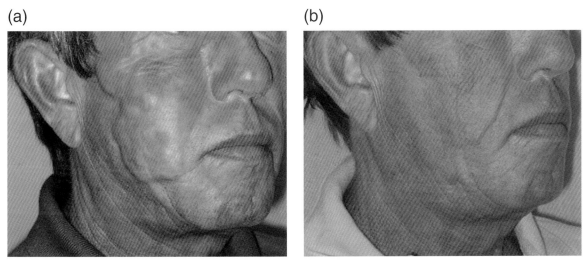

(a)　　　　　　　　　　　　(b)

图11.7 切开引流（a）之前和（b）之后的细菌脓肿（转载自参考文献[7]）

身症状，如发热，但很少见。对于怀疑有感染的病灶应进行培养及/或活检。怀疑感染时应考虑的治疗措施包括切开引流及/或应用广谱抗生素，如克拉霉素，直至培养结果出来为止[9]。填充物注射造成的创伤也可能导致疱疹病毒感染的复发。如果求美者在口周区域接受治疗，并且有唇疱疹的病史，则应考虑进行预防性抗病毒治疗[2]。

生物膜被认为是填充后引起迟发性结节的原因之一。人们认为在注射时细菌会覆盖在填充物上，最终形成生物膜。生物膜能够分泌一种保护性基质，使它们黏附在表面上，从而导致对机体免疫系统和抗生素具有抵抗力的低度慢性感染。但培养通常是阴性的，因为标准培养技术对检测此类微生物不够敏感[2]。为了降低获得性生物膜的风险，在注射过程中保证严格的无菌操作就显得尤为重要。配制和稀释填充物时也要确保无菌操作。治疗前应当清除掉皮肤上的彩妆和其他潜在污染物，并应在注射前使用抗菌清洁剂清洁注射区域的皮肤[10]。考虑到从生物膜上培养细菌并做出明确诊断的困难和挑战，许多医生建议使用克拉霉素等口服抗生素经验性治疗迟发性结节2～6周[2]。异物肉芽肿是另一个可能导致迟发性结节的原因。注射聚左旋乳酸（PLLA）可能导致结节。图11.8a显示了由于PLLA注射太浅而引起的局部肉芽肿反应，而图11.8b显示了该组织的活检结果，组织学上显示PLLA颗粒周围有肉芽肿性浸润和包围。为了避免这种反应，不应将PLLA注射在皮内[11]。合成填充物可以作为异物，刺激宿主反应和产生肉芽肿性炎症。这种情况虽然罕见，但已被报道并经组织学证实[2]。永久性填充物注射更易引起异物肉芽肿，最好与50mg/mL 5-氟尿嘧啶和10%的曲安奈德40mg/mL混合使用[12]。

炎症或免疫介导引起迟发性结节已在越来越多的文献中得到证实。透明质酸填充剂通常不会引起强烈的免疫刺激性，因为透明质酸属真皮内的天然成分，并且没有种属特异性。但是，现有资料显示，注射透明质酸填充剂后可出现速发型和迟发型超敏反应[13]。迟发性结节通常出现在透明质酸填充后1个月到3年之间[14]。有人提出，免疫反应可能是由于填充剂生产过程中残留的蛋白质或杂质引起的。问题是，尽管现在生产技术已经得到了改进，但免疫反应的现象仍然存在[9]。虽然单独注射的透明质酸不能充当外来抗原，但近期越来越多的数据表明，它比惰性分子的作用更显著。有数据显示，低分子量的透明质酸（LMW-HA）具有促炎作用，可以触发免疫系统产生

(a) (b)

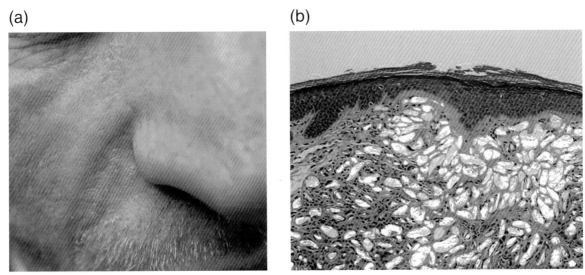

图11.8 （a）注射聚左旋乳酸（PLLA）产生的结节。（b）PLLA颗粒周围有肉芽肿样浸润。苏木精–伊红染色，原始放大倍数×40（转载自参考文献[11]）

应答[15]。这对于解释使用某些新型填充剂［如Juvederm® Voluma® XC（Vycross®技术，也包括Volift®和Vobella®）］所产生的延迟反应尤其重要。随着填充剂的降解，特别是在注射后的3~5个月，可能会增加暴露于LMW–HA片段或分解代谢副产物的概率，从而刺激肌体产生免疫反应。当肌体免疫系统经过某次触发事件（如近期的感染、流感或牙科手术）启动后，对填充物产生炎症反应可能更为常见[10]。

迟发性结节的解决方案应基于组织病理学或组织培养等研究结果。这些炎性结节可能会自行消退；也可以考虑注射透明质酸酶溶解透明质酸填充物或者进行切开引流。已用于改善结节的治疗方法包括但不限于：病灶内注射透明质酸酶；局部外用、口服或病灶内注射糖皮质激素；口服抗生素；病灶内注射5–氟尿嘧啶；口服免疫抑制剂；激光治疗或者联合应用以上治疗[9]。对于注射透明质酸引起的迟发性炎症反应（使用Vycross®技术更为常见），作者的一线治疗方案包括观察等待、病灶内注射透明质酸酶（每0.1mL Juvederm®注射10U透明质酸酶）、口服泼尼松（每天早上20~40mg，连续口服5~7天）和/或局部注射曲安奈德（5~10mg/mL，2~4周需重复注射）。如果怀疑有生物膜形成，可以每天2次，每次口服500mg克拉霉素，连续口服2~6周[10]。

11.5 血管相关的并发症

填充注射最严重的潜在并发症是血管受损导致的皮肤坏死或失明。为了强调这个问题的重要性，美国食品药品监督管理局（FDA）发布了关于血管内注入软组织填充剂风险的安全信息[16]。如果将填充剂注入血管会引起局部缺血或栓塞现象，最终可能导致组织坏死（图11.9、图11.10）。失明则是由于填充物逆行栓塞到眼内血管而引起的。注入血管的症状包括剧烈的疼痛，注射部位皮肤发白、发黑和出现网状的紫红斑（呈大理石样外观）。这些症状最终可能发展为组织坏死和瘢痕的形成。注射填充物后的视觉并发症可能会表现为即刻的单侧视力丧失、眼痛、头痛、恶心或呕吐。此外，求美者可能出现中枢神经系统并发症，包括脑梗死和偏瘫伴发失明。在最近的一篇全球回顾性文献中，共报道了98位因注射导致失明的求美者。自体脂肪是引起失明的最常见填充物类型（近48%），其次是透明质酸（约占23.5%）。发生血管并发症的高危部位依次是眉间（38.8%）、鼻部（25.5%）、鼻唇沟（13.3%）和前额（12.2%），但是实际上在面部的每个解剖学位置注入填充物都有发生血管受损的风险（图11.11）[17]。

11.5.1 血管解剖学

在注射前了解血管解剖结构（图11.12）是预防这些并发症的关键。面部的血液大部分是通过颈外动脉供给的，除了中面部部分区域如眼睛、鼻上部和额中部。眼动脉是颈内动脉的分支之一，主要为眼部供血[18]。眼动脉分支包括眶上动脉、滑车上动脉和鼻背动脉。面动脉是由颈外动脉分支而来，越过咬肌前方的下颌骨，再沿斜上方向走行。面部动脉在鼻唇沟区域被称为角动脉，并且会以不同的方式向上延伸，最终与面部其他血管如连接颈内外动脉的鼻背动脉相吻合（图11.13）[19]。

了解高风险注射部位的血管深度与走行特别重要。在眉间和前额有两条主要的动脉，分别是沿着内眦垂直线分布的滑车上动脉和在虹

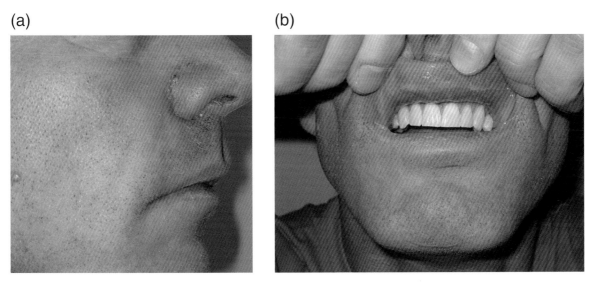

图11.9 继发于注射CaHA引起的角动脉血管闭塞。在鼻唇沟注射后，可以看到角动脉分布的区域皮肤变白。（a）24h内出现轻微的脓疱和继发于栓塞后的上唇上动脉的分布区域明显可见黏膜脱落。（b）经过治疗后没有遗留瘢痕或后遗症

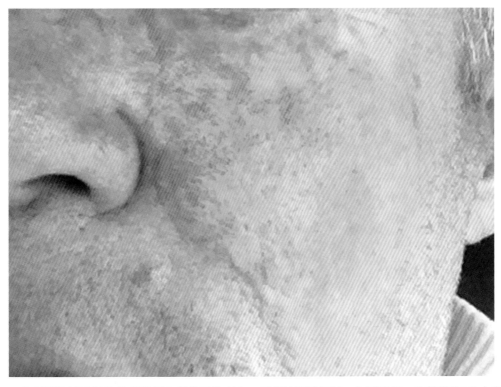

图11.10 中面部注射透明质酸后即刻出现的网状变白，局部按摩后好转。如图所示，注射部位24h内出现网状红斑；在疑似闭塞区域注射100U的透明质酸酶，2天后皮肤网状红斑消失，且没有出现组织坏死

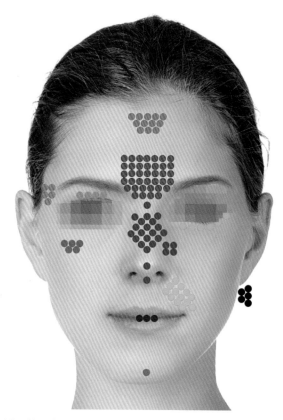

图11.11 面部各部位填充剂注射致盲的高风险位置。5个黑点指示未指定位置并将其列为"面部"的情况（转载自参考文献[17]）

膜内侧区较外侧的眶上动脉。这两条动脉均起始于组织深处，行至眶上缘以上15～20mm处越来越表浅，而行至前额上方时则仅保留在皮下平面中。因此，在眶上缘或距离该处2cm范围内注射时应该尽量浅表；而在前额或更上方注射时应该在皮下深处骨膜上平面[20]。在鼻部有许多血管相互吻合，因此最安全的方法是将填充物注射至无血管的深骨膜上层平面中[21]。如果求美者之前曾对鼻子进行过外科手术，则应避免在此处注射填充物或非常谨慎地进行注射。面颊内侧、鼻唇沟和眶周内侧最有可能出现损伤的血管是角动脉。角动脉从面动脉分支后可能有不同的走行模式，并且可能位于皮下层，所以在这个区域注射时要特别注意。由于面部血管供应丰富，存在多处吻合，所以了解血管的位置和选择适当的注射深度尤为重要[17]。

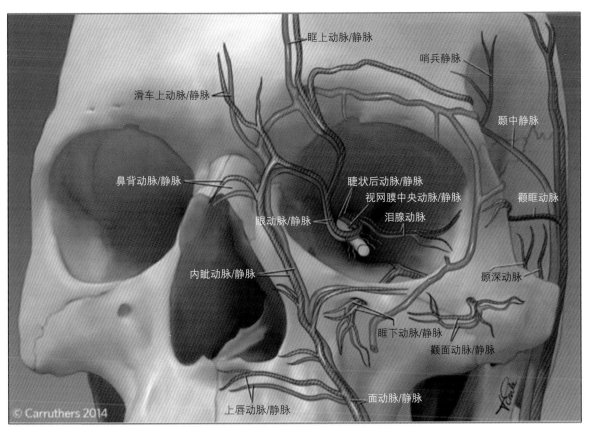

图11.12　上面部的血管解剖（转载自Jean D. Carruthers, MD, et al. 2014[17]）

11.5.2　预防

预防血管并发症的策略至关重要，因为我们尚无成熟的治疗方案。最重要的是对血管解剖学和注射深度的深刻了解，特别是在注射的高危部位，如眉间、鼻唇沟和鼻子。选择可逆的透明质酸填充剂可使用透明质酸酶进行治疗，在发现并发症时如果立即使用，可以逆转血管阻塞。其他实施策略包括使用低剂量的产品、缓慢注射，以及使用小规格的针头或钝针。很多人认为使用钝针可以降低血管损伤的风险，特别是在高危区域，如瞳孔中线内侧的脸颊和鼻唇沟区域。作者（DJ）在本章随附的视频中演示了高风险区的解剖结构和钝针的使用。后文的"专栏11.1"突出显示了关键的预防策略。

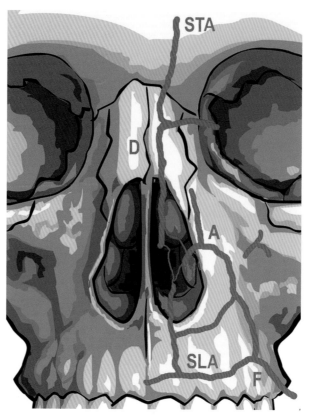

图11.13 中面部血管解剖。角动脉（面动脉的一个分支）与滑车上动脉和鼻背动脉（眼动脉的分支）吻合，将颈外动脉网和颈内动脉动脉网连接在一起。发生在该网络的闭塞或栓塞事件可导致大面积的组织坏死。A，角动脉；D，鼻背动脉；F，面动脉；SLA，上唇动脉；STA，滑车上动脉（经Derek H. Jones许可转载）

11.5.3 治疗

一旦出现血管受损的迹象，就应该立即开始治疗。然而，重要的是要认识到，该治疗建议并没有基于大量的证据。治疗的目的是使血管快速恢复灌注。我们将讨论血管后遗症［皮肤后遗症（专栏11.2）[26]和眼部并发症（专栏11.3）］的关键管理策略。

如果在注射填充剂时出现皮肤发白，应立即停止注射。如果使用透明质酸填充剂发生并发症，立即使用透明质酸酶溶解治疗。因为各个品牌的透明质酸填充剂有不同的配方差异，使得溶解酶难以建立标

专栏11.1 预防血管受损的关键策略

·使用钝针，轻柔操作不太可能刺穿血管。作者特别建议在面颊内侧、泪沟和鼻唇沟处使用钝针注射。

·注射之前，应获得详细的病史资料，包括先前进行过任何的整容手术或外科手术。应格外小心，或避免对曾在该区域注射过或接受过手术的求美者进行治疗。

·了解面部血管的位置和深度以及常见的变化。注射医师应充分了解不同部位的适当注射深度和注射平面。

·选择可逆性透明质酸作为填充剂的优势在于它能被透明质酸酶溶解，从而逆转其造成的并发症。

·考虑使用直径小的针头。* 使用较细的针头时应注意注射速度，要尽可能轻柔缓慢[23]。

·首选较小的注射器，因为较大的注射器对于控制注射剂量更具挑战性，并增加了注射较大剂量的可能性[24]。

·考虑将填充物与肾上腺素混合用以促进血管收缩，这样不容易插入血管收缩的动脉[23]。

·注射前抽吸。该建议是有争议的，因为可能无法通过细针头将厚厚的凝胶倒抽回注射器中[25]。

·用最小的推力缓慢注入。

·以较小的增量注入，以防止大量填充物逆行。每次增量注入的填充物不得超过0.1mL[23,25]。

·在注射过程中移动针尖，以免在一个位置产生填充剂大量堆积。

* 对于自体脂肪的注射，许多专家建议使用直径较大的16G至18G注射针，因为较细小的注射钝针的针头锋利，相对容易刺穿血管。建议使用1mL注射器，每次针头通过时应注射少于0.1mL的自体脂肪[22]。

专栏11.2 皮肤后遗症之血管损害的治疗

·立刻停止注射。

·如果用透明质酸作为填充剂，立即注射透明质酸酶。

·在最初的几小时中，每10min应热敷一次。

·用力按摩。

·考虑外用2%硝化甘油膏。

·考虑服用阿司匹林，立即在舌头下含服325mg，此后每天服用81mg。

·考虑口服泼尼松20～40mg，连续口服3～5天。

·考虑高压氧舱治疗。

·每天跟踪求美者直到病情好转，并提供清晰的书面治疗指导。

专栏11.3　眼部血管损伤的治疗

- 如果出现眼痛或视力改变的症状，请立即停止注射。马上联系眼科医师或眼部整形科医师，紧急将求美者直接转移到那里。

- 如果使用透明质酸作为填充剂，请考虑用透明质酸酶处理注射部位及其周围组织。

- 如果在眼周使用透明质酸作为填充剂，则考虑球后注射300~600U（2~4mL）的透明质酸酶[27]。

- 应考虑降低眼内压的机制，如眼部按摩、前房穿刺、静脉输入甘露醇和乙酰唑胺[23]。

准化的治疗剂量。据报道，沿着动脉及其分支，每2cm×2cm面积的注射剂量从10~30U[26]可以到1500U[27]。此外，应该首先进行的治疗包括热敷和按摩，其他潜在的治疗方法包括局部涂抹硝化甘油膏、应用阿司匹林、口服强的松、高压氧舱治疗和应用低分子肝素。还应对每位求美者进行彻底的个体评估和诊疗计划，并进行密切随访，以确保最佳疗效[7]。

由于很少有治疗成功的案例报道，也没有一致的循证治疗策略，因此对血管损害伴随随后失明的处理更具挑战性。此外，还有一个严格的时间线，因为90min后，继发于视网膜缺血的损害更有可能是不可逆的[28]。

首先，一旦求美者抱怨眼痛或视力改变，应立即停止注射，然后尽快将求美者转给眼科医师或眼部整形科医师。如果使用透明质酸作为填充剂，则应在注射部位及周围区域注射大量透明质酸酶。研究表明，透明质酸酶还可以通过血管壁扩散而不需要直接注射到血管内。因此，如果在注射透明质酸后发生视力丧失，在球后注射透明质酸酶是一种潜在的挽救视力的方法。Jean Carruthers首先提出将300~600U的透明质酸酶注射入球后间隙。该技术需要麻醉下睑外侧的区域。然后用25G针在该位置进针至少1in深；然后在眼睑下外侧注射2~4mL的透明质酸酶（见视频11.1演示球后注射）[28]。已有报道用这种技术成功恢复了丧失的视力[29]。其他已经尝试过的治疗包括降低眼压方法，如前房减压、应用甘露醇和乙酰唑胺。进一步的策略包括高压氧舱治疗、全身和局部动脉血纤蛋白溶解以及系统性应用皮质类固醇；然而，这些治疗方法并非总是成功的[17]。

11.6 结论

随着软组织填充剂的广泛应用，关注可能出现的并发症是很重要的。但只要掌握相关知识，软组织填充是一种高效且安全的手术。为了尽量减少不良事件，彻底了解面部解剖和适当的注射技术是非常必要的。注射者还应同时注意预防并发症和求美者管理策略，以最大限度地减少并发症的发生并改善求美者的预后。

参考文献

[1] Alam, M., Gladstone, H., Kramer, E.M. et al. (2008). ASDS guidelines of care: injectable fillers. *Dermatol. Surg.* 34 (Suppl. 1): S115–S148.

[2] Funt, D. and Pavicic, T. (2013). Dermal fillers in aesthetics: an overview of adverse events and treatment approaches. *Clin. Cosmet. Investig. Dermatol.* 6: 295–316.

[3] Keller, E.C., Kaminer, M.S., and Dover, J.S. (2014). Use of hyaluronidase in patients with bee allergy. *Dermatol. Surg.* 40: 1145–1147.

[4] Jones, D., Tezel, A., and Borell, M. (2010). In-vitro resistance to degradation of HA by ovine testicular hyaluronidase. *Dermatol. Surg.* 36 (s1): 804–809.

[5] DeLorenzi, C. (2017). New high dosed pulsed hyaluronidase protocol for hyaluronic acid filler vascular adverse events. *Aesthet Surg J.* 37: 814–825.

[6] Shumate, G.T., Chopra, R., Jones, D. et al. (2018). In vivo degradation of crosslinked hyaluronic acid fillers by exogenous hyaluronidases. *Dermatol. Surg.* 44: 1075–1083.

[7] Beleznay, K., Humphrey, S., Carruthers, J., and Carruthers, A. (2014). Vascular compromise from soft tissue augmentation: experience with 12 cases and recommendations for optimal outcomes. *J. Clin. Aesthet. Dermatol.* 7: 37–43.

[8] Jones, D.H., Carruthers, A., Fitzgerald, R. et al. (2007). Late-appearing abscesses after injections of nonabsorbable hydrogel polymer for HIV-associated facial lipoatrophy. *Dermatol. Surg.* 33 (s2): S193–S198.

[9] Glashofer, M.D. and Flynn, T.C. (2013). Complications of temporary fillers. In: *Soft Tissue Augmentation* (ed. J. Carruthers and A. Carruthers), 179–187. Toronto: Elsevier Saunders.

[10] Beleznay, K., Carruthers, J.A., Carruthers, A. et al. (2015). Delayed-onset nodules secondary to a smooth cohesive 20 mg/mL hyaluronic acid filler: cause and management. *Dermatol. Surg.* 41: 929–939.

[11] Wildemore, J. and Jones, D. (2006). Persistent granulomatous inflammatory response induced by poly-L-lactic acid for HIV lipoatrophy. *Dermatol. Surg.* 32: 1407–1409.

[12] Jones, D. (2014). Treatment of delayed reactions to dermal fillers. *J. Dermatol. Surg.* 40 (11): 1180.

[13] Alijotas-Reig, J., Fernandez-Figueras, M.T., and Puig, L. (2013). Inflammatory, immune-mediated adverse reactions related to soft tissue dermal fillers. *Semin. Arthritis. Rheum.* 43: 241–258.

[14] Ledon, J.A., Savas, J.A., Yang, S. et al. (2013). Inflammatory nodules following soft tissue filler use: a review of causative agents, pathology and treatment options. *Am. J. Clin. Dermatol.* 14: 401–411.

[15] Baeva, L.F., Lyle, D.B., Rios, M. et al. (2013). Different molecular weight hyaluronic acid effects on human macrophage interleukin 1B production. *J. Biomed. Mater. Res. A* 102A: 305–314.

[16] Jagdeo, J. and Hruza, G. (2015). The Food and Drug Administration Safety Communication on Unintentional Injection of Soft-Tissue Filler into Facial Blood Vessels: Important Points and Perspectives. *Dermatol. Surg.* 41 (12): 1372–1374.

[17] Beleznay, K., Carruthers, J., Humphrey, S., and Jones, D. (2015). Avoiding and treating blindness from fillers: a review of the world literature. *Dermatol. Surg.* 41: 1097–1117.

[18] Larrabee, W.F., Makielski, K.H., and Henderson, J.L. (2004). *Surgical Anatomy of the Face*, 2e, 97–101. Philadelphia: Lippincott Williams & Wilkins.

[19] Flowers, F.P. and Breza, T.S. (2012). Surgical anatomy of the head and neck. In: *Dermatology*, 3e (ed. J.L. Bolognia, J.L. Jorizzo and J.V. Schaffer), 2235–2236. China: Elsevier.

[20] Kleintjes, W.G. (2007). Forehead anatomy: arterial variations and venous link of the midline forehead flap. *J. Plast. Reconstr. Aesthet. Surg.* 60: 593–606.

[21] Saban, Y., Andretto Amodeo, C., Bouaziz, D. et al. (2012). Nasal arterial vasculature: medical and surgical applications. *Arch. Facial Plast. Surg.* 14: 429–436.

[22] Yoshimura, K. and Coleman, S.R. (2015). Complications of fat grafting how they occur and how to find, avoid, and treat them. *Clin. Plast. Surg.* 42: 383–388.

[23] Lazzeri, D., Agostini, T., Figus, M. et al. (2012). Blindness following cosmetic injections of the face. *Plast. Reconstr. Surg.* 129: 994–1012.

[24] Coleman, S.R. (2002). Avoidance of arterial occlusion from injection of soft tissue fillers. *Aesthet. Surg. J.* 22: 555–557.

[25] DeLorenzi, C. (2014). Complications of injectable fillers, part 2: vascular complications. *Aesthet. Surg. J.* 34: 584–600.

[26] Dayan, S., Arkins, J.P., and Mathison, C.C. (2011). Management of impending necrosis associated with soft tissue filler injections. *J. Drugs Dermatol.* 10: 1007–1012.

[27] DeLorenzi, C. (2013). Complications of injectable fillers, part I. *Aesthet. Surg. J.* 3: 561–575.

[28] Carruthers, J.D., Fagien, S., Rohrich, R. et al. (2014). Blindness caused by cosmetic filler injection: a review of cause and therapy. *Plast. Reconst. Surg.* 134: 1197–1201.

[29] Chestnut, C. (2018). Restoration of visual loss with retrobulbar hyaluronidase injection after hyaluronic acid filler. *Dermatol. Surg.* 44 (3): 435–437.